U0128313

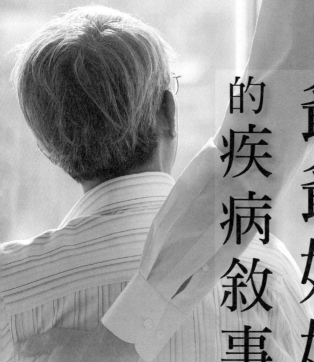

爺爺奶奶
的疾病敘事

鄭月婷 主編

賴怡秀 吳佩芳
劉紹東 白秀華
蔡奎如 合著

國家圖書館出版品預行編目(CIP)資料

爺爺奶奶的疾病敘事／賴怡秀、吳佩芳、劉紹
東、白秀華、蔡奎如著, 鄭月婷主編 -- 初版.
--高雄市：巨流圖書股份有限公司, 2021.05
面；　公分
ISBN　978-957-732-617-1（平裝）

1.老年醫學　2.中老年人保健　3.文集

417.707　　　　　　　　　　　　　110007743

爺爺奶奶的疾病敘事

主　　　編　鄭月婷

著　　　者　賴怡秀、吳佩芳、劉紹東、白秀華、蔡奎如
　　　　　　（依姓氏筆畫排序）

責任編輯　李麗娟
封面設計　鐘珮瑄

發 行 人　楊曉華
總 編 輯　蔡國彬

出　　版　巨流圖書股份有限公司
　　　　　802019 高雄市苓雅區五福一路57號2樓之2
　　　　　電話：07-2265267
　　　　　傳真：07-2233073
　　　　　e-mail: chuliu@liwen.com.tw
　　　　　網址：http://www.liwen.com.tw

編 輯 部　100003 臺北市中正區重慶南路一段57號10樓之12
　　　　　電話：02-29229075
　　　　　傳真：02-29220464

郵撥帳號　01002323 巨流圖書股份有限公司
　　　　　購書專線　07-2265267轉236

法律顧問　林廷隆律師
　　　　　電話：(02)29658212

出版登記證　局版台業字第1045號

ISBN 978-957-732-617-1（平裝）
初版一刷・2021年5月

定價：250 元

目　次

前　言

回首來時路

　　鄭月婷／國立高雄大學西洋語文學系教授

回首來時路

鄭月婷

國立高雄大學西洋語文學系教授

　　《爺爺奶奶的疾病敘事》一書，是來自 109 年國立高雄大學深耕計畫中的分項競爭型計畫「爺爺奶奶的生命敘事 I」之部分執行成果。而這個計畫的由來，卻是由腎結石併發敗血症在我母親身上遺留下的行動不便和生活品質降低開始。2008 年的中秋節前夕，當時我應摯友之邀正準備要到廈門集美大學擔任研討會的英文司儀，連機票和旅館都已經全部訂好了，但是在出發前幾天，母親開始跟我反應她腰部的後側會劇痛，並伴隨著發燒跟發抖。起初我們都以為她是因為打掃勞動所導致的劇烈腰痛，她的發燒跟不定期的顫抖，我們也以為是因為感冒所引起的。由於醫學常識不足，弟弟、弟媳跟我都以為這只是普通的感冒，只要到診所去看診吃藥治療就好了，我們當時並沒有懷疑，時好時壞、起起伏伏的發燒，竟是因為器官發炎所導致的。一直到我要出發前往廈門的前兩天早上，我打電話給媽的時候，我一直聽到媽媽拿手機的手不停地顫抖，也一直聽到電話另一端傳出鈴鐺的聲音。媽一向有把日本的祈福鈴綁在手機上的習慣，以往每天跟她講話的時候，從來都沒有這種異常的鈴鐺聲出現，媽又一直告訴我，她持續不由自主地發抖，於是我從高雄遠端打電話給住在媽附近的弟弟和弟媳，告訴他們媽好像有些不對勁，應該需要送醫。弟弟剛開始還認為我太小題大作了，但是一到媽自己獨居的套房去看，才發現她已經失去意識、陷

入昏迷當中。

在醫院，醫師告訴我們，母親是因為腎結石而併發敗血症。嚴重的敗血症會導致多重器官衰竭而死亡，倘若我們再晚幾分鐘才把媽媽送到醫院，憾事或許就發生了。然而，這個故事並沒有在媽順利康復出院之後結束，當時她總共住院 24 天，其中有 14 天是在加護病房裡面跟死神拔河。幸運出院後，她立刻就發現自己沒有辦法回到過去的狀態，敗血症加上臥病在床 24 天，讓她得了肌少症，也讓平常活動力很好的她，失去了自由自在、到處活動的行動力。過去自由自在的她，變成突然之間變成一個被禁錮在套房裡面的老太太，看著平常樂觀開朗的她失去了原有的笑顏，我覺得很難過，也覺得很遺憾，不禁責問自己為何醫學知識不夠豐富，沒有辦法在第一個時間發現伴隨著發抖、抽搐和劇痛的發燒並不是因為感冒所引起，而是因為內臟器官發炎所導致的。我們的疏忽讓媽沒能夠及時地送醫，以至於她失去了高齡生活最需要的行動力跟生活品質。

不過，身為一個大學教授的我，將發生在我母親身上的遺憾轉化為實際的行動力，以及我應該負擔的社會責任，而幸運的是，我希望推動高齡健康衛教與照護的心意，獲得了我的好友高雄大學西洋語文學系特聘教授賴怡秀及高雄大學通識中心副教授蔡奎如副教授全心全意的支持。從 108 年開始，怡秀跟奎如就和我一起撰寫教育部敘事力計畫，一起推動跨世代的祖孫英語共學，希望藉此增加祖父母跟孩童相處的時間，提升高齡生活的品質與福祉。今年，我們更將對高齡社會長者們照護跟生活福祉提升的心意，帶到高雄大學所執行之深耕計畫當中的競爭型計畫裡。而「爺爺奶奶的生命敘事 I」計畫團隊，也由原來的 3 個人，加入了有醫學背景和專長訓練的生力軍：運動健康休閒學系的白秀華教授、吳佩芳副教授以及

劉紹東副教授。整個計畫也從最初的祖孫英語共學，發展為現在的疾病敘事、健康管理及高齡少子社區營造。

　　白秀華老師的專長是環境健康學、有害生物防治及健康促進；吳佩芳老師的專長是醫學檢驗和分子生理學；劉紹東老師的專長是大體解剖學跟基礎按摩學；賴怡秀老師的專長是神經語言學跟失智症研究。這4位教授都依據他們的專長，在這本專書中提供專業的論文，讓一般的民眾也能夠得到正規的衛教知識，我由衷地感謝他們能夠體現大學教授的社會責任，願意將課堂開放給高雄大學鄰近社區的民眾與高大的學生共學共餐，無私地將本校校園資源與社區民眾分享。當然，他們也協助帶領這個計劃的學生團隊完成這本書中的疾病敘事訪談。這些訪談稿當然也讓更多的讀者能夠知道，很多疾病，尤其是慢性病，發病的經過以及病患如何透過努力來克服疾病，並且學會與之共處。當然這裡頭也包括很多社區居民的貢獻，他們願意無私地分享得病的經驗給更多的讀者參考，希望大家都能夠從他們患病的過程當中學習經驗，進而瞭解老化是人生必經的過程，但如何面對老化，並且學習怎麼樣跟各種疾病共處，才能夠活出積極正面與精彩的人生。身為這本書主編，我在此對參與訪談的所有學生團隊，西洋語文學系沈玟嫣、黃鈺芳、葉婉暄、廖彗雯同學，運動健康與休閒學系陳韻如、陳汶琳、林姿穎同學與建築學系麥紀涵同學，以及願意接受我們訪談的社區民眾（無論是願意具名或者是已經去識別化的民眾）來表達我由衷的感謝。

　　這本書形成的背後程序非常嚴謹，所以除了以上需要感謝的對象之外，還感謝協助我們訓練學生團隊訪談技巧的3位業界教師。鄭為松老師是本校公共事務組負責對外媒體發佈的專員，他分享豐富的媒體寫作經驗，讓同學能夠在訪談前設定精準的訪綱。大同醫

院管理室的副主任雷蕾老師，無私地分享她從事樂齡照護及祖孫共學的經驗，尤其是她慷慨地將大同醫院所製作的 4 本樂齡專書跟我們分享，讓學生在從事疾病敘事訪談的時候，有製作嚴謹的範例可以效法。我尤其感謝，這 3 年來跟我緊密合作的實踐場域夥伴——高雄市橋頭區仕隆國小的陳忠勝老師。如果沒有忠勝老師願意回覆一個陌生女子的來電，這些計畫都沒有辦法付諸實踐。我製作這本專書的發想也是源自於忠勝。當時他跟整個敘事力計畫團隊分享他製作樂齡中心爺爺奶奶生命故事的過程。他利用暑假的私人時間跟有限的經費為爺爺奶奶製作生命故事，而我深受忠勝的熱誠所感動，於是就有了這本疾病敘事的製作緣起。

當然，最後我一定要感謝國立高雄大學深耕計畫及教學發展中心的支持。沒有深耕計畫經費的資助，這本書便沒有辦法順利出版。更要特別向我們計畫實踐場域高雄市橋頭區仕隆國小郭啓鴻校長、樂齡中心曾翠蘭主任和樂齡中心幹事 Miko 致謝，感激他們 3 位一路上的支持和相挺。

作者介紹

鄭月婷教授爲美國紐約州立大學水牛城分校英美文學博士，目前任教於國立高雄大學西洋語文學系。她主要教授莎士比亞、莎士比亞與電影及早期英國文學。鄭教授主要從事英國文藝復興時期戲劇中關於農民、工人及下層階級暴動及性別與階級抗爭之研究，除文學研究之外，她也從事莎士比亞翻拍電影的研究。她近年來深覺大學教授除個人學術研究之外，應該也要有大學社會責任，於是邀集高雄大學裡志同道合的年輕學者共同從事祖孫共學、青銀共學等高齡化和少子化社會下之社區營造。在許多電子和平面媒體上都可以見到鄭教授和她的計畫團隊對於高雄市高齡少子社區的經營和努力。

第1章

登革熱

臺灣登革熱防治成功經驗
——典範之生命敘事

白秀華／國立高雄大學運動健康與休閒學系教授

臺灣登革熱防治成功經驗
——典範之生命敘事

白秀華

國立高雄大學運動健康與休閒學系教授

不能忽視的登革熱

　　過去 50 年以來，全球每年約有 5,000 萬人感染登革熱，其中每年死亡人數約 22,000 人，登革熱儼然已成爲公共衛生的重要議題，造成全球及當地衛生組織耗費龐大經濟及社會成本。長期噴灑殺蟲劑的防治策略已衍生病媒蚊抗藥性問題，進而降低防治效果，同時對環境及人體健康造成影響。

　　臺灣 1915、1931 及 1942 年曾發生 3 次全島本土性登革熱大流行。近 30 年來的登革熱嚴重疫情，包括 1988 年高屏地區爆發 4,389 確定病例的大流行；2002 年高雄前鎮、鳳山等南部地區發生 5,336 個確定病例的疫情；雖噴灑大量殺蟲劑也難控制疫情，主要原因可能爲埃及斑蚊對常用之百滅寧（Permethrin）殺蟲劑發生抗藥性，於 2006 至 2013 年間，雖經積極防治，每年仍有 2,000 個以下的確定病例；而 2014 年高雄等地區更爆發高達 15,492 個確定病例的疫情；2015 年登革熱更爲嚴峻，全國確定病例達 43,784 例，主要於臺南及高雄地區肆虐，總死亡病例超過 200 例，爲歷年之最，主要原因之一是埃及斑蚊對數種常用殺蟲劑都有了抗藥性，未能在疫情發生之初，及時消滅帶病毒之病媒蚊。

臺灣登革熱之病媒蚊為白線斑蚊和埃及斑蚊。埃及斑蚊及白線斑蚊主要分布於熱帶及亞熱帶，白線斑蚊的耐受度較強，分布範圍較廣，包括全臺海拔 1,500 公尺以下的地方都可發現牠的蹤跡。而埃及斑蚊則分布在臺灣北回歸線以南。

國立臺灣大學徐爾烈名譽教授[1]，自 1988 年高屏地區爆發確定病例時，即投入登革熱病媒蚊防治工作，從未見間斷，至今已是 80 歲，接受本系王儷芳同學訪問時指出疫情大爆發，病媒如能在一年之內控制好，隔年就不會發生大流行，臺灣平均大概 7–10 年會有一次大流行；所以常常要警覺登革熱防治之重要性。2015 年在臺南流行時，造成 200 多人死亡，如此大的數目比 2003 年 SARS 流行時，死亡人數僅 70 幾人還要多，所以在臺灣登革熱是一個不能被忽視的蚊媒傳染病。

成就了都市美學的蛻變

徐爾烈教授回憶，在 1988 年，屏東的東港首先發現有登革熱的疫情，大家為之震驚。早在 1965 年就已經將瘧疾完全控制。瘧疾是由瘧蚊傳播，瘧蚊幼蟲對於污染的水非常不能忍受，當時下水道設備及排水系統並不完善，於是瘧蚊在化學防治及環境變化下消

---

[1] 徐爾烈教授為國立臺灣大學生物資源暨農學院昆蟲學系名譽教授。徐教授從事昆蟲抗藥性之研究數十年，研究對象有美洲蟑螂、德國蟑螂、埃及斑蚊、白線斑蚊、熱帶家蚊及家蠅。徐教授在臺灣環境害蟲的防治之研究上居功厥偉。他近年來執行相關研究包括環保署環境害蟲綜合防治計畫、彙編登革熱及其他環境害蟲鼠之防治工作手冊、環境衛生用藥劑型標準規格研究，以及行政院衛生署疾病管制局－臺灣南部地區登革熱及病媒蚊防治整合型計畫，對臺灣病媒防治教學及研究貢獻良多。本書主編特別感謝徐爾烈教授親自協助斧正本文。

失，瘧疾也就不見，大家也都非常放心，對蚊媒傳染病較為忽視。直到 1988 年出現了登革熱，才重新正視登革熱之病媒蚊：埃及斑蚊和白線斑蚊。

當時為了登革熱防治工作，需指導病媒蚊孳生源清除要領，徐教授常常到高雄，對於高雄的第一印象就是髒亂的環境，周圍的空地堆滿了瓶瓶罐罐，以及一堆廢棄輪胎，還有很多的空屋。大部分的南部人都到北部謀生，空了許多屋子，空房間堆了非常多東西，甚至有些屋頂也沒了。空屋、地下室、廢輪胎都是當時需要解決的問題，於是在環保署推動下，成立了廢輪胎基金會，專門回收廢輪胎。在當時執行非常成功，回收了社區裡的廢輪胎，解決了社區內重要的孳生源。而瓶瓶罐罐靠的是推動回收機制；空屋則由許多的環保警察要求屋主整頓；公家的空屋，能拆的就拆，拆掉後變成綠地及公園，美化環境。因為登革熱，後來的高雄變得很整潔漂亮，成就了都市美學的蛻變。

有積水就有可能是孳生源

高雄市楠梓區和昌里是本系社區健康營造課程學生學習場域之一，經和昌里周海玲里長之推薦，本系王儷芳同學訪問了長年擔任登革熱志工 80 歲的徐樹生爺爺[2]，其對於登革熱防疫充滿熱情，爺爺說：「登革熱聽到就很可怕，經常我們門窗都不敢開，因為後面是水溝，常常會有蚊子。只要有一隻蚊子進來，就會想辦法把它消滅掉。」爺爺的老婆喜歡花，他們家的 3 樓種滿了花，卻從不放

---

[2] 王儷芳為國立高雄大學運動健康與休閒學系學生，她加入「爺爺奶奶的生命敘事」計畫團隊，協助訪問社區居民對登革熱的生命敘事和回顧。

積水盤。熱心的爺爺將對面弟弟的空房整理，看到沒有魚的魚缸，會買魚放入，魚則會吃水中蚊子的幼蟲及蛹，以防魚缸成爲孳生源。

徐爾烈教授也提到，蚊子的生存有卵期、幼蟲期、蛹期及成蟲期，蚊子幼蟲及蛹一定要在有水的環境才能存活，就是我們所知的蚊蟲孳生源。水體有很多種，會流動的水，埃及斑蚊和白線斑蚊並不會出現，牠們會在靜止的水中，若是有魚牠也不會長。通常都是小面積靜止的水。只要有水的地方蚊子就會來產卵，一般的蚊子產卵都是產在水面上，不同的是，埃及斑蚊和白線斑蚊產卵是產在水面交接之容器邊緣，屬於有點濕度但不是有水的地方，產卵後短時間並不會孵化，一直到水淹過卵才孵化。而這不需要很深的水，大約 1 公分就可以了。當下雨或是澆花時，水一淹過卵，就孵化了。孵化以後變成幼蟲，在一般溫度下，約 10 天就可以變成成蟲，所以有很多積水的地方，埃及斑蚊和白線斑蚊就容易生長。

得過登革熱後的奉獻

王儷芳同學訪問和昌里 74 歲的吳欣樺奶奶，其於 2014 年確診登革熱。回憶當時發病時的情景，是在即將入秋的季節，下午 3：30 分左右，微微的陽光配上涼涼的風，本該是愜意的午後，突然間身體發冷、起雞皮疙瘩，愈來愈不舒服，倒了點溫開水喝；頭愈來愈痛，起先以爲是 3 天前開刀完，身體虛弱感冒發燒，於是一直喝開水，卻是喝了吐、吐了喝。後來到家附近診所看醫生，醫生開藥，並告知 3 天後仍有症狀要去大醫院檢查。3 天後愈來愈不舒服，於是到海軍總醫院掛急診。當時登革熱疫情正嚴重，醫生立刻

抽血檢查，結果為陽性，緊急通報衛生所，當天只能隔離在醫院。衛生所隔日則到奶奶家，全屋徹底噴藥。在醫院住了 4 天後，等燒退沒症狀才回家。看到四肢上的紅斑，刷牙漱口時也都是血絲，奶奶害怕的說，沒得過還真不知道，得到了才知道什麼是生不如死。

後來這些年，奶奶家隨時緊閉紗窗，原本種在客廳角落的萬年青替換成可愛的招財貓，瓶瓶罐罐也都清理乾淨，家門口不再種花。到朋友家作客，常常化身為糾察隊隊長，看到任何容易積水的容器，都會警告朋友，並且給予正確的登革熱防治觀念，成為社區登革熱病媒蚊孳生源清除志工典範。

現今登革熱病毒擴散快

對於臺灣來說，登革熱並不是一個本土的病例，而是有境外移入之病患將病毒帶進臺灣。當有人在熱帶，如東南亞、馬來西亞、泰國、新加坡等地方，得到了登革熱，人體病毒期為發燒前一天至發燒第 5 天，以前交通工具慢，到臺灣前就痊癒了。現在不一樣，交通工具快，所以病毒帶到臺灣來了，蚊子叮咬後，就會傳播開。

發生疫情時，必須要把帶病毒的蚊子殺死，除了噴殺蟲劑，沒有別的方法。白線斑蚊及埃及斑蚊是屬於白天活動的，所以用捕蚊燈效果不彰。但如果都依賴殺蟲劑，不將孳生源清除乾淨，在長期用藥下，蚊子會產生抗藥性，當疫情來臨需進行噴藥時，蚊子可能就殺不死，疫情就難以控制。

推動防疫、熱忱奉獻的爺爺奶奶

徐爾烈教授表示，防治說起來很簡單，只要將孳生源都清除乾淨。如果每一家戶都將不要的瓶瓶罐罐收起來，不讓它沾到水，就不會長蚊子了。但是，在我們的生活習慣上，這確實有一點難，比如說，在陽台上放一盆花，怕水滴到樓下，或是不想浪費水，就在底下放一個底盤，或是冷氣機怕滴水放一個水桶接水。水盤跟水桶放在那邊，就變成很多的孳生源。

要幫助臺灣民眾預防登革熱的第一步，就是每個人都要認識登革熱，並且知道蚊蟲的孳生源是什麼。氣候越暖化，蚊子生長的速度就愈快，本來需要 10 天，現在可能 8 天就能變成成蚊，這時繁殖力也就變強了，氣候因素我們沒辦法控制，若是能夠把孳生源管理好，就是很有效的登革熱防治策略。

高齡 80 歲的徐樹生爺爺也能說是防治登革熱的小尖兵，近年來不但配合大學研究，於自家玄關放置捕捉蚊蟲的籠子，提供捕捉之蚊子，檢驗是否帶有登革熱病毒，更是積極的參與登革熱講座，充實知識及資訊。

令人開心的是，不管是像徐爾烈教授，還是社區中其他長者，因為臺灣有熱忱奉獻的爺爺奶奶們，對於登革熱防治抱持著希望、自信及熱情，沒有多餘的抱怨，一步一腳印，由某個城市某個區域某條路的某戶人家做起，按部就班，我想這些典範就是全臺灣人民防治登革熱成功的關鍵。

作者介绍

白秀華教授是高雄醫學大學醫學研究所博士，她的專長領域爲：環境健康、有害生物防治及旅遊保健學。除致力於學術研究之外，白教授也有非常豐富的行政經驗，她曾任國立高雄大學行政副校長、人文社會科學院院長及運動健康與休閒學系系主任。她目前亦擔任國立高雄大學人文社會科技研究中心主任及臺灣環境有害生物管理協會理事長。

第 2 章

慢 性 病

代謝症候群的行爲改變
　　　　　吳佩芳／國立高雄大學運動健康與休閒學系副教授

遠離慢性病，從生活型態改變
　　　　　林姿穎／國立高雄大學運動健康與休閒學系學生

日常的疾病—高血壓
　　　　　陳汶琳／國立高雄大學運動健康與休閒學系學生

與慢性病共存從日常做起
　　　　　麥紀涵／國立高雄大學建築學系學生

代謝症候群的行為改變

吳佩芳

國立高雄大學運動健康與休閒學系副教授

「代謝症候群（metabolic syndrome）」並非是一個疾病的名稱，而是一群容易導致心血管疾病的危險因子的總稱。臺灣目前針對代謝症候群的定義乃 2007 年國民健康署參考 2001 年美國國家膽固醇教育計畫的成人治療準則第三次報告（National Cholesterol Education Program Adult Treatment Panel III, NCEP ATPIII）所訂。其定義為以下五項危險因子中，若包含三項或以上者可判定為代謝症候群。(1)腹部肥胖：腰圍：男性 $\geq$ 90 cm、女性 $\geq$ 80 cm。(2)高血壓：收縮血壓（SBP）$\geq$ 130 mmHg（毫米汞柱）／舒張血壓（DBP）$\geq$ 85 mmHg（毫米汞柱）。(3)高血糖：空腹血糖值（FG）$\geq$ 100 mg/dL。(4)高密度酯蛋白膽固醇（HDL–C）：男性 <40 mg/dL、女性 <50 mg/dL。(5)高三酸甘油酯（TG）$\geq$ 150 mg/dL。其中血壓（BP）、空腹血糖值（FG）等 2 危險因子之判定，包括依醫師處方使用降血壓或降血糖等藥品（中、草藥除外），導致血壓或血糖檢驗值正常者。

代謝症候群的重要性在於與心血管疾病發生、第二型糖尿病的發生及其他對身體有害的情況的風險有關，如能避免代謝症候群的發生，將有助於防治心血管疾病或是糖尿病等慢性病的發生。在有代謝症候群的個體身上，過多的熱量堆積在脂肪組織或是堆積在肝臟等非脂肪組織，造成脂肪肝進而影響新陳代謝的運作；因此，個

體容易出現血壓異常、血糖異常、血脂異常及發炎的現象。代謝症候群的防治主要分爲：藥物治療、非藥物治療及多元介入治療三種方法；非藥物治療又可分成運動治療、飲食治療及改變其他生活型態治療三種，在本篇中我們主要以非藥物治療的方法來讓大家瞭解。

運動治療

缺乏身體活動或是運動不足是導致全球死亡率第四大風險因子，規律的身體活動可以增加能量的消耗，並且與減少肥胖、代謝症候群、第二型糖尿病、心血管疾病、認知障礙、憂鬱及骨質疏鬆的風險有關（Pérez–Martínez et al., 2017; Myers et al., 2019）。我們前面曾說過，在代謝症候群的個體中，過多的熱量堆積在脂肪或是非脂肪組織（如肝臟）造成新陳代謝的異常，導致血壓上升、血糖上升、血脂上升及發炎現象；而這些代謝的改變是可以透過持之以恆且達成建議運動劑量（運動強度與運動時間）的身體活動或運動減少其發生率。值得注意的是，在進行身體活動或運動時須注意本身的體能狀況，採漸進式增加強度或時間來達到每天 30 到 60 分鐘的有氧運動建議，維持每週至少運動 150 分鐘的運動習慣。

一般的健康成年人建議以快走（每小時 6 公里速度）的形式開始加入身體活動行列；體能不好的成年人或是年紀較長者建議以步行（每小時 4 公里速度）的形式開始加入每天身體活動的行列，目標以每週消耗 1,000 大卡熱量爲原則。除了以步行、快走或是慢跑爲主的大肌肉群運動外，也建議每週 2 到 3 次的靜態伸展活動及提升或維持肌肉適能（肌力或肌耐力）的運動。民眾可以到各縣市的

運動中心或私人的健身房從事相關的運動；經濟能力許可的情況下可由專業的健身教練來指導，以避免因錯誤運動導致運動傷害的發生。

　　一般來說，運動對血糖的效益大概可以維持 48 小時，因此以調節血糖目的為主的有氧運動在持續上不應間隔至 2 天以上；運動對血壓的效益大概可以維持 24 小時，因此以調節血壓為主的有氧運動應該天天進行；再者，大家所關心的基礎代謝率的問題，曾有研究顯示，不論是有氧運動或是重量訓練，在運動訓練後的 24–48 小時都會增加安靜時的能量消耗，並且在運動後 24 小時皆能增加脂肪的代謝（Melanson et al., 2002）。因此，若能初期以每週至少 3 天的有氧運動，慢慢的增加到每天日常的運動，將運動融入為生活的一部分皆能因為規律且持之以恆而獲得健康的效益。

　　接著下來，我想談談身體活動（physical activity）與運動（exercise）的差異。日常的身體活動包括走路（步行）、走樓梯、逛街、園藝活動、家事、遛狗，若要增加身體活動最好的做法是走樓梯取代坐電梯、坐公車時可以提前一站下車步行前往目的地、開車到賣場停車時不要只停最近的停車格、騎腳踏車取代摩托車。而運動指的是有計畫及目的以維持或增進身體適能所進行的具結構性的規律運動，就一般民眾而言，建議運動的選擇以能提升心肺適能的有氧運動為主，搭配重量訓練及柔軟度訓練，有氧運動的進行可以依照前面的建議，如此組成完整的個人運動計畫。另一方面，所謂代謝症候群的運動治療，指的是在血壓、血糖及血脂異常的用藥之前，及用藥之後可以加入運動以減少藥物的使用，如果經醫師評估後需用藥物控制，還是須聽從醫囑，按時服藥，不能一味的只利用運動而不接受藥物治療。沒有代謝症候群的民眾更可以利

用規律的運動習慣來獲得健康的效益，搭配健康飲食與維持正常規律作息以避免三高危險因子的發生。

飲食治療

國健署針對國人的飲食建立了每日飲食指南，希望國人每日從飲食中獲得足夠量的身體所需營養素，且每日攝取的總熱量與消耗量達平衡，達到均衡營養，做為維持健康的基礎。每人每天的熱量攝取及六大類食物的份數量應依照個人的年齡、性別和身體活動程度而有所不同；特別是熱量需求應與身體的活動程度成正比，才不會累積熱量形成體脂肪。健康成人每日飲食建議有：1.5～4碗全穀雜糧類；3～8份豆魚蛋肉類；1.5～2杯乳品類；3～5份蔬菜類；2～4份水果類；3～7茶匙油脂及1份堅果種子類；每日身體活動

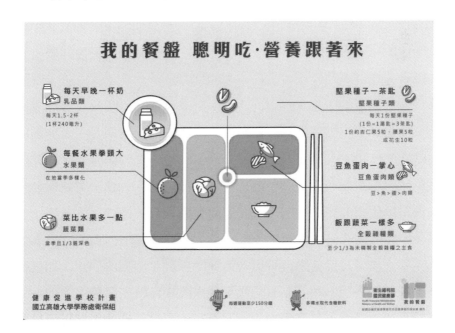

及適量飲水。國民健康署在 2018 年設計了臺灣版「我的餐盤」，更對外食族提出了飲食的六大建議，讓外食也能吃得好健康：「每天早晚一杯奶」、「每餐水果拳頭大」、「菜比水果多一點」、「飯跟蔬菜一樣多」、「豆魚蛋肉一掌心」、「堅果種子一茶匙」。

　　研究顯示，肥胖與代謝症候群具有密不可分的關係（Julibert et al., 2019）。雖然肥胖不一定與代謝症候群的發生有關，但是肥胖（腹部肥胖）是代謝症候群的診斷標準之一。一般來說，減輕體重會降低代謝症候群的發生，因此，在飲食上針對肥胖的治療有很多的建議，但是沒有單一完美的飲食標準，唯一不變的是進食總熱量的控制、每日足量的蔬菜與水果與持之以恆的漸進式運動。對於肥胖的代謝症候群患者，在體重控制上以達到 5% 的減重為達成目標。如果用數學關係來預測體重及熱量的話，則是每增減 7,700 大卡，會增減 1 公斤的體重。Church et al.（2009）曾探討實際運動熱量消耗與計算預測的方法比較過重停經婦女在運動介入後的體重減輕情形，發現運動介入 4 週跟 8 週的實際熱量消耗的體重減少與計算預測的體重減少是接近的，但是到了第 12 週，則發現實際運動熱量消耗減少的體重低於計算預測的體重減少。也就是說，運動一段時間後會發生所謂的代償作用（compensation）；就是實際運動的體重減少低於預測的。為了避免代償作用的發生，在這裡要提醒利用運動來控制體重的民眾，不要因為有固定的運動後，就減少了日常應該有的身體活動，更不要因為今天有運動，明天就休息不動。

　　地中海飲食最常被拿來探討代謝症候群及心血管疾管的飲食模式（Pérez-Martínez et al., 2017）；其飲食特點為，以植物來源的食物為主，包含蔬菜、水果、全穀類食物、豆類、堅果類及使用橄欖

油當成烹調用油。除了以植物來源的食物之外，也包含魚類、家禽類及少量至適量的紅肉，在攝取動物性肉類的同時也搭配適量的紅酒。從地中海飲食的攝取內容來看，地中海飲食含高脂肪比例的飲食模式，但是其脂肪的來源主要是單元不飽和脂肪酸。另外，以此模式爲主的地中海一帶居民罹患心血管疾病的機率相較於其他區域的居民是較低的，因此地中海飲食模式被認爲具心臟保護的飲食模式。值得注意的是，地中海飲食的飲食模式主要含以植物來源的食物爲主及不飽和脂肪酸，但也別忘了每個國家的民情、文化、氣候及飲食習慣皆不同，我們要學習的是其精神而非如法泡製套用到我們的日常，因此在飲食上的建議爲，植物來源的食材建議配合時令量產的蔬菜，水果的選用以低升糖指數的水果爲宜，水果的選擇除了升糖指數的考量外也需注意升糖負荷（糖類的總量），特別是水果的採買偏好「甜」，因此須特別注意水果的攝取量；非素食者蛋白質來源的肉類以新鮮魚貨配合清蒸烹調方式，搭配少量紅肉的攝取及避免油炸的烹調方式；素食者蛋白質的來源避免選擇油炸的豆製品；當然每日 30 分鐘的身體活動仍是必須的，以及需再次強調的是總熱量的攝取必須要與身體活動量成正比。

除了地中海飲食之外，另一個要介紹的就是「得舒飲食」，得舒飲食是 Appel et al.（1997）發表在著名的新英格蘭醫學期刊的有效減少血壓的飲食模式，其英文全名爲「Dietary Approaches to Stop Hypertension」，意思就是停止高血壓的飲食方法。「得舒飲食」的名稱來自於上述停止高血壓的飲食方法英文的第一個字，DASH，因此中文音譯 DASH 爲「得舒飲食」。在這篇文章中作者最後讓 459 名收縮壓小於 160 mmHg（毫米汞柱）及舒張壓在 80–95 mmHg（毫米汞柱），且未接受藥物治療的人（平均年齡約

45±11）先接受爲期 3 週的控制組飲食後，實驗組再接受爲期 8 週的兩種不同程度的飲食模式，最後得到：減鈉；減脂；提高蔬果份數；提供低脂乳品及堅果種子；減少豬肉、牛肉及火腿；減少沙拉的沾醬；減少點心與甜食的減少血壓效果較好。這篇著名的得舒飲食研究控制受試者的攝取總熱量，三大營養素的熱量占比分別爲：碳水化合物 56.5%；脂肪 25.6%（飽和脂肪 7%、單不飽和脂肪 9.9%、多不飽和脂肪 6.8%）；蛋白質 17.9%。提醒大家，有高血壓症狀請務必到診所或醫院接受檢查，特別是有腎病又合併高血壓的患者，一定要遵守醫囑。

作息正常

　　人體正常機能的生理調節仰賴自主神經系統的協調運作。古人所謂的「日出而作、日落而息」，正說明了交感神經系統與副交感神經系統分工協作的精神。交感神經系統主要影響呼吸、心跳、血壓、血糖，使身體的活動力上升，腸道蠕動變慢；特別是在白天，可以說是交感神經系統的「主要上班時間」；天黑後，交感神經系統的活性下降；副交感神經系統活性上升，人體的呼吸、心跳、血壓、血糖與活動力跟著下降，腸道蠕動上升，人體應該進入「休息時間」。隨著大腦退黑激素在血中濃度最高的時候，我們會進入睡眠模式，獲得充分休息。天亮之後，交感神經系統活性再次上升，又進入嶄新的一天。所以，該休息睡覺時就應該休息睡覺，勿用毅力迫使自己長時間維持高心律、高血糖及高血壓；因此，維持正常作息，不熬夜，就是常說的「生活規律」正是避免高血糖、高血壓與高血脂最好的方法。

　　依據國健署的國民營養健康狀況變遷調查資料顯示，
2015–2018 年 18 歲以上國人三高盛行率分別爲：高血壓男性
28.49%，高血壓女性 21.75%；高血脂男性 23.8%，高血脂女性
19.78%；高血糖男性 9.75%，高血糖女性 8.46%。2016–2019 年 18
歲以上國人三高盛行率分別爲高血壓男性 29.78%，高血壓女性
21.99%；高血脂男性 24.02%，高血脂女性 19.29%；高血糖男性
10.96%，高血糖女性 8.69%。從這個資料顯示，18 歲以上國人，
特別是男性，自 2015 年以後不論是高血壓、高血脂及高血糖的盛
行率皆逐漸上升；18 歲以上的女性在高血壓及高血糖在 2015 年以
後的盛行率亦是逐漸上升。因此，建議大家一定要特別注意飲食及
運動，還有維持正常的作息，如此才不會讓國人的三高日益增加。
只有遠離三高、遠離代謝症候群，才能遠離心血管疾病。

參考文獻

衛生福利部國民健康署，https://ww.hpa.gov.tw/Home/Index.aspx

Appel, L. J., Moore, T. J., Obarzanek, E, Vollmer, W. M., Svetkey, L. P., Sacks, F. M. , Bray, G. A., Vogt, T. M., Cutler, J. A., Windhauser, M. M., Lin, P. H., & Karanja, N. A.(1997 Apr), Clinical trial of the effects of dietary patterns on blood pressure. DASH Collaborative Research Group. N Engl J Med. 17: 336 (16); 1117–24. doi: 10.1056/NEJM199704173361601. PMID: 9099655.

Church, T. S., Martin, C. K., Thompson, A. M., Earnest, C. P., Mikus, C. R., & Blair, S. N. (2009), Changes in weight, waist circumference and compensatory responses with differ ent doses of exercise among sedentary, overweight postmenopausal women. PloS one, 4(2), e4515. https://doi.org/10.1371/journal. pone.0004515.

Julibert, A, Bibiloni, M. D. M., Mateos, D., Angullo, E., & Tur, J. A. (2019), Dietary fat intake and metabolic syndrome in older adults. Nutrients, 11 (8): 1901. Published 2019 Aug 14.doi:10.3390/nu11081901

Melanson, E. L., Sharp, T. A., & Seagle, H. M., et al. (2002 Nov), Resistance and aerobic exercise have similar effects on 24–h nutrient oxidation. Medicine and Science in Sports and Exercise, 34(11): 1793–1800. doi: 10.1097/00005768–2 00211000–00016.

Myers, J., Kokkinos, P., Nyelin, E., Physical Activity, Myers, J., Kokkinos, P., & Nyelin, E.(2019), Physical activity, cardiorespiratory fitness, and the metabolic syndrome. Nutrients, 11(7): 1652. Published 2019 Jul 19. doi:10.3390/nu11071 652.

Pérez–Martínez, P., Mikhailidis, D. P., & Athyros, V. G., et al.(2017), Lifestyle recommendations for the prevention and management of metabolic syndrome: an international panel recommendation. Nutr Rev, 75 (5): 307–326. doi: 10.1093/nutrit/nux014.

作者介紹

　　吳佩芳副教授畢業於高雄醫學大學醫學研究所博士班及生物化學研究所碩士班，大學唸的是醫學技術學系，醫事檢驗師國家考試及格。目前是國立高雄大學運動健康與休閒學系專任副教授，兼任學生事務處衛生保健組組長。主要研究工作著眼於抗氧化物質對骨骼肌氧化壓力的保護機制研究；教授健康飲食、健康生活型態疾病與預防、運動生理學及體重控制等課程；曾獲得教育部大專校院學校衛生工作績優衛生保健組長。

遠離慢性病，從生活型態改變

林姿穎

國立高雄大學運動健康與休閒學系學生

「工作時發現，突然有熱氣脹到頭頂，感覺像是帶了安全帽的樣子，馬上去醫院，檢查後發現血壓飆高。」受訪者這時才發覺自己有高血壓的問題。

受訪者目前於大專院校任職教授，今年 51 歲，由於母親家族有遺傳性心臟病及高血壓，因此當她發現自己有高血壓的問題時，並沒有過於驚慌，在健康亮起紅燈警訊後，她更注意健康檢查中的每項數據，也發現糖化血色素和血脂都有偏高的問題，確定罹患代謝症候群。

代謝症候群不是一種特定的疾病，它指的是血壓、血糖、血脂和腰圍異常的總稱，容易導致心血管疾病，像是狹心症、心肌梗塞、中風等問題發生的機率會增加。我們常聽到的三高問題－血壓變高、高血糖、異常的血脂肪升高（包括膽固醇或三酸甘油脂），或是已經在用藥控制血壓、血糖、血脂肪，以及腰腹部聚集太多脂肪，腰圍超過正常範圍，就屬於代謝症候群。

其中高血壓會讓受訪者在工作時較有負擔，有時過於忙碌導致睡眠不足就會使血壓升高，時而頭暈造成身體不適，因此除了吃藥控制之外，她開始改變自己的生活習慣去控制血壓，講話速度變慢、不要容易動氣以及早睡，治療過程中母親也和她分享自己之前碰到的狀況以及如何去改善，要調整飲食習慣，口味改成清淡盡量

少糖少油少鹽、避免加工食品,甚至自己準備便當,除了能兼顧營養均衡,又能避免外食容易重口味的缺點。原本沒有運動習慣的她也開始規律運動,除了閒暇時間會到外面散步增加身體活動量之外,更特別去學游泳,因為游泳的呼吸方式,能讓血壓穩定,也能讓身體更健康。

「我覺得很多這方面的疾病是日積月累的,我自己年輕的時候,譬如大學時代要考試,每天只睡3、4個小時,總覺得那時正值青春年華,反正之後再補睡回來就好,但在這麼長久的壓力下身體某些機能被消耗殆盡,加上經常外食,所以在年紀稍長後,身體承受不住便開始反撲,許多疾病慢慢浮現,這些都跟年輕的時候沒有好的生活作息有很大的關係。」受訪者用平靜的語氣感嘆道年輕時肆意揮霍自己的健康,不重視睡眠,等到疾病浮現才會開始有警覺心,卻為時已晚。她告訴我們不要仗著自己年輕身體好就經常熬夜,現在消耗的青春將來都需要付出代價。要有健康的身體就必須保持良好的生活型態,在這個基礎之下生活品質和工作效率也才能隨之提升。

除了睡眠不足之外,她也認為代謝症候群與飲食息息相關,過度精緻與油膩的口味正是代謝症候群的元兇之一。許多人長期坐在辦公桌前,整天忙碌於工作,沒有時間自己下廚,在只能外食的情況下加上坐式生活型態,身體活動量嚴重不足,容易造成代謝症候群,使罹患心血管相關疾病的風險大增。在受訪者分享完的尾聲後也給出一些建議,像是政府應該多著重在衛教宣導的方面,許多患有高血壓或是糖尿病的民眾,是因為沒有正確的健康飲食觀念,他們不知道營養素的概念,認為只要吃飽就好,其他靠吃藥就能改善,但慢性疾病是無法只靠藥物去控制的。從根本做起,透過衛教

宣導，飲食方面教導食物的熱量和營養素佔的比例，還有外食該怎麼選擇才是聰明的；生活型態上也要走出辦公室，到戶外踏青、培養固定的運動習慣。

慢性疾病通常是可以改善甚至預防的，代謝症候群或許就沒有想像中可怕，保持良好的生活習慣加上持續用藥控制，生活上就不會有太大的負擔；相反地，若是只依靠藥物，其他行為不改變，只會使病情加劇產生惡化。最後感謝受訪者願意接受訪談，用自身經歷為我們上了一課。

作者介紹

林姿穎為國立高雄大學運動健康與休閒學系的學生。她很高興能參與此次的疾病訪談生命敘事計畫，能夠將所學的知識學以致用。透過深入的訪談，去瞭解疾病的成因和如何與疾病共處，除了遺傳的先天因子之外，後天影響最多就是我們的生活型態，若我們不好好重視自己的身體，拿自己的青春和健康隨意亂揮霍，等到生病後才會知道健康的美好和自由，珍惜現在擁有的，不要等到失去了才後悔，擁有健康的身體才是人生的最大財富。

日常的疾病—高血壓

陳汶琳

國立高雄大學運動健康與休閒學系學生

「當面對困難時，你不要想逃跑，因為當你轉身時，也同時將自己的弱點顯現出來，所以，去面對你的困難，想辦法找機會，然後衝破那些難關。」受訪者分享著她面對事情的態度以及想法。受訪者為一位 82 歲的幼稚園退休教師，目前已知與高血壓疾病共處了 40 年來頭。

大家所熟知的高血壓分為兩種：第一種就是原發性高血壓，其沒有明確患病的原因，推論是多發性因素導致，例如遺傳、肥胖、飲食、生活習慣等等；另一種為續發性高血壓，其患病原因明確，如內分泌異常、腎臟疾病、先天性動脈血管疾病等等。而受訪者的雙親以及大部分親戚皆患有高血壓，因此受訪者罹患高血壓的機率高於一般人。

但即使有家族遺傳性高血壓的危險因子，受訪者也如同一般人，並無特別注意自身血壓狀況。而到了 40 多歲那時，為了陪同女兒出國做考試的準備，全家一同前往北部，但就在這時受訪者感到身體十分不適，後來去醫院檢查時發現收縮壓已高達 180 mmHg（毫米汞柱），舒張壓也達到 110 mmHg（毫米汞柱）左右。（高血壓定義為收縮壓高於 140 mmHg[毫米汞柱]，舒張壓高於 90 mmHg[毫米汞柱]。）

當醫師診斷出高血壓症狀時受訪者並不意外，因家族病史的關

係讓受訪者早就做好可能患病的心理準備。當疾病到臨時，受訪者也配合地按時服藥以及遵守醫師給的建議，但似乎是一開始的處方藥物並不適合受訪者，她說道：「當時的藥真的太厲害了，會頭暈起不來，甚至連站都沒辦法。」在治療高血壓的過程中受訪者出現了咳嗽的症狀，於是去尋求了各科醫師的診斷，其過程長達一年卻找不出其中原因，最後終於發現原來是因為受訪者原本的高血壓藥物會引起咳嗽，只要更換藥物即可。這樣經過漫長的調整藥物以及更換適合自身的醫師，受訪者也終於找到了適合自己的醫師以及藥物療程。不同的醫師有不同的診治方式，最好的結果就是找到適合自身以及長期瞭解自己身體狀況的醫師，並按時服藥。

在訪談的過程中，無論是醫師的處方建議或是受訪者的分享都提及了健康的生活型態，例如採低油、少糖、少鹽及高纖飲食、適度飲酒，以及養成規律運動的習慣，才是做好血壓管理的重要關鍵。建議大眾至少每年檢查一次血壓，如受訪者有高血壓家族史的情況，最好養成定期測量血壓之習慣，才能提早發現問題並且治療。

許多老年人害怕去醫院診斷出病症後就必須終身吃藥，導致最後病情更嚴重。但其實高血壓並不可怕，如同受訪者勇敢的去面對疾病，及早發現治療並正視問題，配合醫師診治及定時服藥，還是一樣能健康生活！

作者介紹

陳汶琳爲高雄大學運動健康休閒學系學生。她很感謝能透過此次
計畫來累積這種採訪的經驗，透過對話來瞭解患病長者的心路歷
程以及想法，也能藉此來向大家宣導衛教關於高血壓這個日常疾
病。我們身旁很多人都患有此病，從仗著年紀輕的，到年老不敢
面對自己疾病的，但大家都並不清楚高血壓究竟是怎樣的疾病，
其實只要及早治療，配合用藥，就也能和正常人一樣生活！

與慢性病共存從日常做起

麥紀涵

國立高雄大學建築學系學生

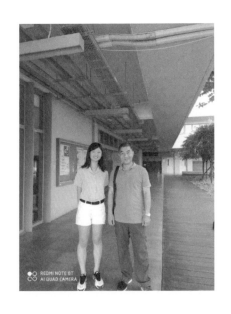

「人的身體就像一台機器，用久了總是會變得老舊，保養修理就會好了。」這是整段採訪收穫最有意義的話。

　　慢性病，是一種有跡可循且緩慢發生的身體質變，包含種種痛風、糖尿病以及高血壓，它也許告知著來自器官已不如既往的警訊，也有一部分來自於遺傳基因，大部分的人確診後，才開始思考曾經少不更事的荒唐行徑所積累下的身體負荷，原來到了晚年會連本帶利地向自己討回來，於是開始會惦念著家庭與收入，亦害怕就此與世長辭，因此在意起那些所謂養生、所謂作息調和。

　　在正式採訪前，我打了一通電話和李先生確認採訪的具體時間及地點，電話另一頭的聲音著實讓我感到詫異，是很渾厚有力，甚

至健朗的嗓音，使原本要稱呼對方爲「李爺爺」的我立刻改口稱呼爲「李先生」。

2020 年 11 月 27 號下午，我們與李先生共享了一段十分有意義的午後。

李先生今年邁入 58 歲，人如其聲，看上去十分硬朗，若不是他有報名這項活動，人們大概都會認爲他很健康。他的高血壓主要來自於家庭遺傳，自己在約 45 歲時眞正診斷出此疾病。退休前曾任職海軍軍務與國防學校的老師，在快要退休的時候健康檢查表才亮起健康警訊。看到之前與他曾同處於高壓工作環境下也患有高血壓的同事或前輩，在緊繃的環境中尚能維持住自己的身體狀態，但一旦退休，身體放鬆後，疾病接踵而至，有些人住進醫院，而有些人甚至就這麼走了，這讓李先生才警醒到自己的身體健康問題並不可輕忽。

就和一般人一樣，李先生一直到身體出現了狀況才開始認眞思考未來的生活要如何調整。他笑著說：「沒有什麼啊，就是怕死嘛，所以就得要好好照顧自己。對我們來說能夠給子女最好的東西，就是我們把自己的身體照顧好。」

在慢性病的療程裡，很重視日常的飲食平衡，一天的生活中所需面對的難處也許僅是少吃些高普林、高膽固醇的食物、持續服用相關藥物、維持適當運動及情緒穩定等等，看似簡單的要求，卻需要強大意志力去實踐。李先生也曾經因爲多吃了幾隻蝦而使身體極度不適，在這之後，下定決心面對克服口腹之欲的挑戰。除此之外，高血壓除了我們能想像到的關於血管或心臟的問題，其實也會帶來尿道和腎臟的毛病。李先生退休第二年的時候，就得了尿道結石，進而影響腎臟，需要定期去腎臟科拿慢性處方簽，往後十幾年

更是與疾病的長期鬥爭。這些為了維持健康所付出的在習慣養成上的堅持，永遠不是三言兩語能夠道盡。

　　李先生也告訴我們他的母親離世於腦血管破裂，大哥則是因為主動脈剝離 50 歲就去世，也提到了他亦有朋友因高血壓而死亡，聽上去是令人心驚的，李先生卻以一種平緩的語調敘述。在那一瞬間，我感受到這些令人哀慟的分離也許在李先生的生命裡，被轉載成另一種讓他努力生活的力量；而這份態度同時也牽動著家庭內每位成員的情緒及氛圍，他們以一種正向的思維與疾病相處：「人的身體就像一台機器，用久了總是會變得老舊，保養修理就會好了。」然後，快樂地與我們分享著他跟他的妻子一起去爬山的回憶，或是他租了一小塊農地種菜的心得。

　　李先生很堅持要多到外頭去走走，他說：「一個人如果都不動會老的很快。」這是他參與這個計劃的初衷。現在有很多老人家都因為自己老了，行動不方便，便待在家中不出來外頭走走看看，但實際上這是不對的。人類是群體動物，需要去外面與人互動，也需要有自己的生活圈和交際圈，而非每天只守在家裡的一方天地，只為等待子女們遙遙無期的歸期。

　　而身為子女的我們，照顧父母的責任並不是只是為他們找一個可以 24 小時待命的看護，適時地帶父母出去走走，讓父母能夠出去學一些課程，包括社區大學等等都是可利用的資源，保健除了在身體方面下工夫，同樣的，保持愉悅的心情也是保持健康的重要配方。

　　其實慢性病離我們都不遠，最重要的在於怎麼去與它共處，以及怎麼貫徹始終得調整適合身體的飲食與作息，除了自身警惕之外，其實陪伴在患者生活中家人朋友也同樣有著舉足輕重的角色。

在病程持續，無論是好轉還是惡化的過程中，病人常有多種情況是需要商量與協助，例如：聚餐應酬、熬夜趕工、工作壓力、人際惘然、柴米油鹽、感情婚事等等，諸如這些看似平凡生活中所含蓋的細細碎碎，那些逼不得已與為什麼我會這樣的困惑，有時會堆積成足以擊倒我們的樣子，此時需要來自家人與朋友的扶持及討論，像是一道看不見的洋流，是一片溫柔的形狀在最需要的時候涵納且支撐我們。

每個人的生命總會走到終點，也許生命的態度決定生命的長度，當慢性病來臨，面對它、接受它、處理它、放下它，便是與它共存的秘訣。

作者介紹

麥紀涵為國立高雄大學建築系學生，她很高興能參與此項本與她無關的計畫，也很感謝陪她一起走過採訪與文字內容討論的無可。一開始在決定是否要做這件事情時，其實掙扎很久，怕自己忙不過來，最後她問自己的是，如果她參與了代表什麼。麥紀涵說：「如果我的文字能夠傳遞重要的事情與情感，儘管生活忙碌到懷疑人生又為何不做呢？於是我願意去相信：有多少能力做多少事。向來相信自己的文字與能力的我，又豈會退縮？生活裡面會有取捨，而我不會捨下全部的我。堅持去做對的事情，忙到懷疑人生的時候，才不會真的懷疑人生。」

最後，她也用她很喜歡的一段話和讀者分享：「長大以後接觸到的自我，除了情感，還有很多情感以外、與真實世界觸碰後產生的實際的價值紋理。—張西」。

陪伴，是最深情的告白

廖彗雯

國立高雄大學西洋語文學系學生

陪伴，是最深情的告白

因為明天跟意外，不知道哪個會先到。

「我覺得我爸得到肺結核真的很倒楣，好不容易中風要痊癒了，又被傳染，他內心真的很煎熬。」「我唯一能做的就是陪伴，這樣他才撐得下去。」在大學教書的王嵩嵐教授回憶起父親住院的日子，感慨地說著。即使為了照顧父親，常常需要醫院跟學校兩頭跑，他也從無怨言，好在父親身體狀況現已穩定許多，也恢復了以前開朗的樣子，令他覺得之前的辛苦都值得了。

現年 74 歲的王金塗先生，年輕時是大學國文系的教授，退休後生活過的蠻不錯的，原以為可以頤養天年，卻突遇插曲。去年 10 月輕微中風，需要住院，但當時醫院病床一位難求，好不容易住進一間兩人房，殊不知麻煩因此找上了他。當時隔壁病床的病友檢查報告尚未出來，所以不知道是肺結核患者，因此就被傳染，而他得知患病時，已是出院兩個多月了，真是一波未平一波又起。

得知染病之後的王金塗先生，心情十分沮喪跟複雜，完全不敢跟其他人透露自己得病的消息，原以為中風痊癒能回歸正常生活的他，卻因為被傳染肺結核，被迫在負壓病房裡隔離一個禮拜，每天

只有一個小時能出來走走，真的備受煎熬，不只如此，吃藥帶給他的副作用，也令他苦不堪言。

　　接受藥物治療的王金塗先生，除了吃藥之外，兩個禮拜都要定期到醫院抽血，檢查肝跟腎的功能有沒有因藥物副作用而受損。此外，也因用藥關係，造成他視力衰退，逐漸看不清楚東西。但這都不是最嚴重的，服用藥物使王金塗先生出現厭食的症狀。原本因為中風，走路有些一跛一跛的，但在好的差不多時，又因為服藥導致食不下嚥，進而出現肌少症的症狀，讓他根本無力行走。

　　療程其實長達 9 個月之久，在這漫長的過程中，王金塗先生不時陷入低潮，常常覺得自己很倒楣，中風讓他心情不好，又感染肺結核，讓他怎麼樣都開心不起來，時不時就會回憶起自己年輕時的經歷。尤其每每藥物副作用發作時，他總是苦不堪言，覺得自己是不是真的快不行了，久久無法自拔。

　　身為兒子的王嵩嵐教授，看著爸爸被疾病折磨的樣子，內心也是十分難受。他唯一能做的，就是陪伴。每天早上跟晚上的時候，他一定都會帶父親去散步，陪父親聊天談心，幫父親按摩雙腿，並持續的鼓勵父親，避免父親總是獨自一人胡思亂想。出去外面走走，幫助父親轉換心情，是他能夠為父親做的最有用的事情。而王嵩嵐教授則不希望母親擔起照顧父親的責任，他認為，母親年紀也不小了，不要讓父親負面的心情傳染到她，免得到最後兩個人一起鬱鬱寡歡，他會更難受。所以他仍鼓勵母親繼續從事像是跳舞、唱歌的休閒娛樂，他一個人照顧父親就足夠了。

　　雖然辛苦，但也因此讓他能有更多時間能夠陪伴家人。看到父親痊癒，回歸健康開朗的樣子，真的一切都值得了。不過王嵩嵐教授也呼籲，希望醫院能夠做好控管，如果有疑似病例的話，應該要

更加小心，做好防護措施，他不希望再有人像他父親一樣，遭受無妄之災。健康生活每一天，才是他所樂見的。

作者介紹

廖彗雯爲國立高雄大學西語系學生。她來自臺北，但因爲皮膚很黑，大家都覺得她是屏東來的。彗雯特別想要強調，深邃的五官常常會讓她被誤認爲原住民，但她是混血兒。彗雯活潑開朗，喜歡交朋友，也喜歡跟別人聊天。她表示，參加這個計畫，讓她學到很多，不管是團隊合作，還是跟長者相處的方式，都讓她很享受也很開心。

第3章

復 健

歲月帶來疾病，也帶來豁達的心
　　　　沈玟嫣／國立高雄大學西洋語文學系學生

試著把疾病縮小吧！
　　　　陳韻如／國立高雄大學運動健康與休閒學系學生

歲月帶來疾病，也帶來豁達的心

沈玟嫣

國立高雄大學西洋語文學系學生

　　陳小姐目前在高雄市某國小擔任學前巡輔班導師，教導 0～6 歲發展遲緩、具有特殊生身份的學齡前孩童，同時她也負責協助指導幼教老師照顧這些特殊的孩子，幫助他們慢慢跟上一般孩童的學習和生活技能的練習。大約 40 歲時，她覺察到自己的身體出現了高血壓症狀，因為她的原生家庭成員皆有高血壓的病史，所以她平時也會自發地到醫院定期追蹤。除了高血壓的身體不適問題之外，陳小姐還有下背痛的問題。她表示，可能是因年輕時曾發生過車禍，導致臀部著地受到撞擊，她也懷疑，引發下背痛的成因可能也和她長期施力不當有關，時間要追溯到她還在特殊教育學校服務時。

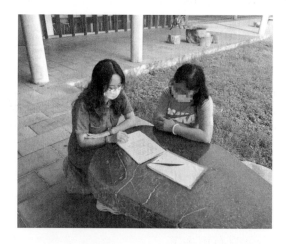

　　「我先生都說，我是個像牛一樣健康的人，怎麼也會這樣子？他還說，妳看妳也是老了，年紀到了，就是會有一些症狀跑出來，往好處想，妳就不用做那麼多家事了！」訪談者說到這一段和先生的對話，臉上笑容特別開朗，她笑著，我們也跟著笑了。是啊！歲月不就那麼一回事嘛！

　　當時，她除了幫助腦性麻痺或者仰賴輪椅的重度身障孩童移動之外，也經常自己徒手搬重物。陳小姐說，那時候她還年輕，認為自己身強體壯，所以沒有留心施力過程中有無不妥，然而隨著年紀逐漸步入中年後，發現抱小孩時偶爾感到吃力，從事掃地、拖地等輕量活動時，也出現下背疼痛的不適感，直到近來煮飯過程久站產生痛感，甚至延伸到下肢，經歷種種身體不適的警訊，令她真切地感受到身體機能的退化，她主動詢問特教學校的職能治療師後，瞭解造成自己下背痛的種種長遠成因，並且尋求舒緩的因應方法和治療。所幸身上的疾病目前並沒有在日常生活中給陳小姐帶來難以忍受的困擾，除了定期服用高血壓藥物之外，陳小姐也開始與同事合作，共同協助特殊孩童的移動和搬運重物，需要從事粗重家事時，她會採取分批進行或者請先生、女兒協助，逐漸找到與下背痛和平共處的訣竅。

　　目前陳小姐透過服用醫師開立的慢性處方箋藥品和定期回診，她的高血壓控制得很好。當下背不適時，她則會去特定的中醫診所針灸、推拿或接受遠紅外線照射，雖然也曾嘗試復健科或骨科的物理治療，但她覺得先前遇上的醫生似乎不太有同理心。「有一次我腳踝扭傷，醫師很直接地說，妳這已經沒救囉！我心裡想著怎麼這麼嚴重？用健保卡看復健科可以回去做 5 次復健，但是第一次之後我就沒有再去了，我告訴先生我不喜歡這間…。」陳小姐更喜歡目前定期回診的中醫診所，因為醫師不只主動關心病人，更會耐心回答患者的問題，同時也樂意讓病人嘗試可能對病症有幫助的療程，她認為這樣的醫病關係，以及來自醫生的正向反饋，可以幫助病人減輕心理壓力，病人拾回信心後，面對治療會變得更加積極和堅強。

　　從患病至今，陳小姐始終保持以樂觀正面的態度面對疾病，也時常做正向的心理建設，她坦然地說：「人真的不得不服老，年紀到的時候，還是得自主留意健康狀況。」漸漸的，來到整段訪談令人最動容的話題－家人的陪伴。在日常生活裡，陳小姐的女兒雖然忙，工作之餘也會貼心幫忙做家事；而真正在心理層面上影響她甚深，使她開始學習保持正向態度的則是她的丈夫。陳小姐的先生不僅經常陪同她就診、給予關懷和鼓勵，當復健看不出成效時，也會安慰太太別氣餒，並且建議她何不換一家診所試試？她解釋道，先生如今這般樂觀積極的態度，背後也有過一段艱辛的心路歷程。陳小姐的丈夫目前是一名洗腎患者，洗腎時間長達十幾年了，患病之初心情驟變，總忍不住對護士大呼小叫。「何必這樣？你躺了 3 個小時覺得很不舒服，護士小姐們前前後後服務你 5 個小時，還要從早上 6 點忙到晚上，這對人家來說也只是一份工作而已，你真的不需要對護士小姐大小聲，他們一定知道洗腎患者的難受。護士小姐對你這般好聲好氣，也親切地喚你『孫大哥！孫大哥！』你真的不用對他們這樣。」

　　當時她實在看不下去，唸了先生幾句。訪談至此，陳小姐略有哽咽，她說，先生以前是一名軍人，然而退休後那股屬於軍人的霸氣慢慢消退，又加上當時開始接受洗腎療程，他頓時覺得自己變成沒有用的人，陳小姐見丈夫這般失意雖然很心疼，仍不斷的鼓勵丈夫「人的價值不應取決於身體機能的退化與否」，她認為正是因為先生很盡責地把婆婆照顧好，自己才有辦法安心在外工作，怎麼能說自己沒有用呢？

　　「作為罹患慢性病、下背痛的過來人，有什麼建議可以分享給讀者嗎？」陳小姐說：「首先最重要的，就是保持健康的心態。」

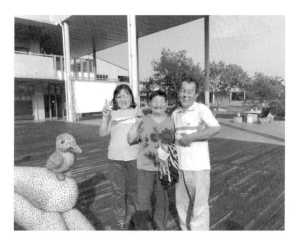

疾病確實帶來身體上的苦痛，但更多時候反而是透過憂鬱、焦慮的心理壓力和情緒將病人擊垮。我從陳小姐這對夫妻身上卻可以看見心境的昇華，兩人在與疾病共處的這條漫漫長路上互相扶持，成為彼此最可靠的戰友。

她也認為應該趁健康的時候多感受身體的變化，主動瞭解家族病史，才能盡早預防或延緩疾病發生。罹患高血壓之後，她開始調整作息和飲食方面的習慣，再也不熬夜了，9點多就乖乖就寢，為隔天的生活養足精神；她也主動添購該攝取的保健食品，更推己及人關心起全家的飲食健康，像是烹調新鮮的蔬菜、營養價值高的魚類等等，茶餘飯後也會收看健康節目，從醫生分享的個案裡學習新知。另外，運動與健康休閒管理系的計畫成員陳韻如，也推薦她可以至骨科診所測骨密度，可以根據骨質流失情況適當補鈣。近來陳小姐發現膝蓋偶爾會痠痛，中醫師認為，以她的年紀來說還不至於是退化性關節炎，建議她做些簡單的動作，可以坐在椅子上將腳上抬4次，鍛鍊一下股四頭肌，因為股四頭肌會慢慢變得較有力氣，減輕膝蓋的負擔，持續練習一段時間後，她發現痛楚確實稍微改善。

　　陳小姐透過樂觀的態度，阻擋了慢性病和下背痛的不適侵害她的心靈；同時調整作息、飲食與補充健康相關常識，彷彿建造一座

可以預防疾病的長城，不只控制慢性病復發的機率，還能預防其他疾病找上門；而丈夫和女兒的陪伴，讓她可以更從容不迫的與疾病共處。我至今還忘不了陳小姐爽朗的笑聲，也佩服她總是半開玩笑的把「服老」二字掛在嘴邊。是啊！坦然接受身體的改變，又何嘗不是愛自己的一種方式呢？在我看來，陳小姐是很有智慧的女性，訪談過程中，總會不由自主地被她的樂觀吸引，與疾病共處這門課中，她著實是位優秀的學生。

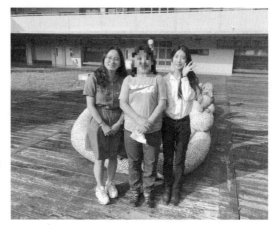

潛伏在生活當中的疾病因子，往往猝不及防，但我們並非手無寸鐵。

作者介紹

　　沈玟嫣就讀於國立高雄大學西洋語文學系。隨著跨領域學習的推廣，近一年內她開始嘗試接觸不同領域的知識，因此十分榮幸能參與爺爺奶奶生命敘事計畫。玟嫣表示，不論是整體團隊工作或是與受訪者的訪談過程都令她受益良多，希望長照樂寧的相關計畫能夠越來越成熟，以建造一個適合高齡社會的友善環境。

試著把疾病縮小吧！

陳韻如

國立高雄大學運動健康與休閒學系學生

　　「我需要的不是告訴我，哪些是我不能做，而是我能做什麼！」受訪者提到有次在復健科就診的經驗，醫生說她膝蓋不好，所以要避免上下樓梯，減少膝蓋負擔。但她家住透天，上下樓梯是生活日常。她希望得到的建議是：在這樣的身體限制下，她可以做什麼？限制行為是被動消極的，但受訪者希望得到的是能做什麼的積極行為建議。

　　受訪者是名國小的特教老師，在退休前一年配合輪調制度，常常需要在各個學校間奔波。因此，上下樓梯的機會也增加了，這才發現自己的膝蓋已不如以往，也因為過去的種種事故，頸椎及腰椎都有些舊疾。曾看過西醫復健、中醫推拿，但身體改善最顯著的是所謂的「做身體」民俗整復的療法。習慣做身體至今也快 30 個年頭，剛開始做完只覺得關節好像比較舒服些。直到有次同學聚會出遊，當年紀相仿的同學們因路途遙遠，開始陸陸續續出現行動緩慢甚至一拐一拐，而自己還能行動自若時，才發現原來民俗整復的療法對病況是有明顯改善的。

　　但也提醒各位病友，日前政府已開放民俗調理業傳統整復推拿技術士技能檢定，要做身體前也不要忘記看看是否有營業執照及相關證書。但該證書還是不等於醫生執照，是無法執行醫療行為的。若身體有疾病或明顯病痛還是先至西醫復健科或中醫推拿詢問，民

俗療法以保健、促進健康爲目標；而西醫及中醫等持專業醫療證照者則是協助病患治療疾病。因此偶爾做身體保健是可以的，但要盡量避免大角度的旋轉及大力道的頓發用力，事前要瞭解會有一定的風險。

給不同的醫生機會。當病況無明顯改善時，受訪者並不會感到低落，而是再去嘗試著找不同的醫生，尋求不同醫師的意見，觀察自己身體給的回饋。勇於嘗試不同醫生的治療，不將自己拘泥在關節不舒服的低潮裡。

將疾病縮小化。不輕視病情，但也不將之嚴重化。受訪者在退休後因甲狀腺亢進，偶爾會心悸。受訪者表示，「每當心悸時，我會拍拍自己說：好了，我知道了，我知道在心悸，沒事了。」安撫自己，將疾病縮小化是受訪者與身體不適的相處之道。她也相信自己對疾病的態度會影響其嚴重程度，訪談當日她也與我分享就醫趣事。有一次她到醫院心臟科檢查，護理師說有時候患者們要檢查很多次，因爲心悸是不定時發作的。她希望能盡快瞭解自己的病情並順利拿到處方，在看到醫生時，竟然就開始心悸，講話顫抖講不出話，因此「順利」拿到處方。受訪者想跟其他病友分享，要正視自己的身體，不逃避也不放大檢視，調適好自己的想法，輕鬆地與疾病相處，心理影響生理，正向思考對身體絕對有正面的影響！

訪談當天被受訪者驚訝到的，不只是她看起來身體況狀很好，還有比資料上看起來年輕許多。「沒有人規定老人該是什麼模樣，我相信我還年輕，因此我依然是個年輕人。」被受訪者所激勵，我也相信，心理不只會影響生理，更甚至也會影響外表散發出的氣質。同時，適當的運動習慣帶來的不只是身體上的健康，還有心理上的愉悅。希望大家都能透過心理調適與疾病和平共存，並搭配運動習慣達到身體與心理的健康和諧！

參考資料

https://www.vf622.com/blog/fa196c36343

https://health.udn.com／health/story/5967/3144473

http://www.rootlaw.com.tw/LawArticle.aspx?LawID=A040170031037100–1040512

作者介紹

　　陳韻如是高雄大學運動健康與休閒學系學生，她很榮幸在擔任助教期間加入「爺爺奶奶的生命敘事」計畫。在訪問受訪者的過程中，韻如得到許多與疾病相處並轉念的方法，也利用所學鼓勵受訪者積極運動，並給予建議。她非常感謝這次的計畫讓她能學以致用！

第4章

失 智 症

預防失智要趁早、覺察就醫要及時
賴怡秀／國立高雄大學西洋語文學系特聘教授

最好的解藥是給予用心的陪伴
黃鈺芳／國立高雄大學西洋語文學系學生

照顧失智家人不失「志」
葉婉暄／國立高雄大學西洋語文學系學生

預防失智要趁早、覺察就醫要及時

賴怡秀

國立高雄大學西洋語文學系特聘教授

　　去年，根據國際失智症協會資料，全球新增 1 千萬名失智症患者，平均每 3 秒就有 1 人罹患失智症，失智症人口推估超過 5 千萬人，世界衛生組織已將失智症列爲全球公共衛生政策的優先議題。現今臺灣人口快速老化，失智症議題亦日受重視。

　　根據臺灣失智症協會，失智症（Dementia）不僅是單一疾病，而是許多症狀組合（症候群），並非單純只有記憶力減退，更會影響語言與認知功能退化，含語言能力、判斷力、空間感、計算力、注意力、抽象思考能力等，有時可能伴隨個性改變、干擾行爲、幻覺或妄想等症狀，嚴重時足以影響其工作能力與人際關係。

　　邱銘章與湯麗玉（2009）進一步指出：正常老化與失智之差異處，正常老化者雖然突然忘記某件事，但是事後可以想起來；於記憶測試時，有時會無法完全記住測驗物品。失智患者則完全忘記自己做過的事與說過的話；於記憶測試時，無法記住測驗物品，嚴重時完全忘記自己曾經做記憶測試。

　　一般而言，失智症大致可分爲退化性失智症與血管性失智症兩類，但有時可能存在兩種或以上的病因，目前最常見的失智症爲阿茲海默氏症失智症，亦常與血管性失智症並存（又稱爲混合型）。阿茲海默氏症失智症於 1906 年由德國 Alois Alzheimer 醫師發現，以其名命名。阿茲海默氏症失智症早期最明顯病徵之一爲記憶力衰

退，對人物、時間、和地點的辨認出現問題。記憶力衰退表現在自傳式記憶上極爲明顯，根據初步臨床觀察，可能發現阿茲海默氏症患者保留相當程度的遠期記憶，但實證研究卻有不同結果：有些報告指出廣泛與全面性缺陷，並無近期或遠期記憶差異（Wilson, Kaszniak, & Fox, 1981）；有些研究結果點出阿茲海默氏症患者保有相當程度的遠期記憶（Beatty et al., 1988; Kopelman et al., 1989; Sagar et al., 1985）。

　　長期記憶穩固（long-term memory consolidation）爲少數探究神經退化疾病中自傳式健忘的相關議題，理論主要有：標準凝固理論（Standard Consolidation Theory），由 Squire & Alvarez（1995）主張海馬迴扮演凝固（consolidation）記憶的角色，內側顳葉（medial temporal lobe, MTL）涉及儲存與提取某一有限時期之事件與語意記憶，最早使記憶的儲存更加久遠。凝固完成後，記憶就儲存在大腦中，由海馬迴掌管，之後，記憶會移動到新皮質區。由此推論：海馬迴受到損傷時，遠期記憶因移動到新皮質而不受到毀壞，相對的，近期記憶仍停留在海馬迴，易受缺損。

　　本校與高雄榮民總醫院高齡醫學中心團隊深耕阿茲海默氏症患者語言表達議題多年，研究團隊包含阿茲海默氏症臨床治療專長醫師與言談分析專長老師，曾榮獲多次政府機關獎助有關阿茲海默氏症語言研究計畫，最近一期主題爲「談老？談少？早期阿茲海默氏症者自傳式言談」。有關阿茲海默氏症患者之自傳式記憶能力長期受西方學者注意與研究，多數發現自傳式記憶損傷是阿茲海默氏症患者顯著特徵之一，常伴隨事件記憶與語意記憶之流逝，並隨著病程進展，自傳式記憶表述能力日益下降。該計畫探索早期阿茲海默氏症患者中文自傳式記憶言談表現，探討不同族群與不同年紀於回

憶與論述生命不同時程（「談老？談少？」）之中文自傳式言談。計畫中多數個案研究亦有相同發現：阿茲海默氏症患者長期記憶表現優於短期記憶。舉例來說，某個案長期記憶，描述小時候住在岡山，和叔叔學做衣服，生了 3 個男孩子都喜歡念書，孩子小時候還會幫忙打掃，希望媽媽不要再做衣服賺錢了，在講述孩子的部分佔了多數，語言表達具體數值也較高；但在短期記憶上，描述近期事件時，僅提及小孩們都很知足和滿意現在的生活，常說「想不起來」，或「忘記了」，或「不記得」，語言表達具體性較低。整體而言，從詞語、語句數量的多寡和具體性分數的高低，明顯佐證該個案對於長期記憶的保留較短期記憶好，短期記憶的表現沒有長期記憶來得佳。

　　本章邀請兩位具相關失智照護經驗的受訪者分享家人患病經過與其自傳式記憶言談，提供我們思索與借鏡。首先有關初期徵兆部分，其中一位未曾聽聞早期失智症的篩檢工具，對（患病）家屬行為與認知變化之觀察較不敏銳，直到 6 年前家屬走失，才驚覺家屬心智狀況異常。回想家屬走失前 6 年，早有患病初期徵兆，只是家人未察覺，例如，家人回想起：「她買的東西是一樣的，都固定買排骨，煮排骨湯，今天煮，明天煮，後天再煮，每天煮排骨湯；買魚也是有固著性與重複性：今天買這個旗魚，明天買旗魚，後天買旗魚，大後天再買旗魚，固定持續重複某些行為與動作」。另一位受訪者家屬雖曾聽過一些早期失智症的篩檢工具（如 AD-8），但以前一直有迷思，覺得說：「長輩可能忘東忘西很正常，屬年紀老化的現象；反反覆覆重複每天跟你講同樣的事情，在 5 分鐘之內講 3 次到 4 次，總覺得說老人可能比較嘮叨，也沒有想太多」。等到家屬感覺不對勁進行就醫後，才發覺長輩真的是失智了。

　　此外，本章受訪者亦分享患病家屬自傳式記憶言談特質，觀察到其長期與短期記憶之別，其中提到：「我們帶她（患者）出去，比如說：到一個加油站，我說回家的路怎麼走？她都會比，這個事情是她原始的記憶（長期記憶），大概就是從小到我們搬過來新家的這個記憶，她都存在。可是，（近期記憶）比如說，今天我弟弟有來過我們家；我就問她說：他（弟弟）有沒有來過？她 3 分鐘就忘了。」再者，也提及：「她（患者）那個記憶記性（短期記憶）是越來越短啦，隨著年齡增長越來越短。可是以前的事她都記得，我用以前小時候的事來測試她，她完完全全都記得，比如說：她以前喜歡簽那個大家樂，然後喜歡打那個老鼠牌，這些她都還記得」。另一位指出：「（患病）家屬對幾十年前的朋友都還記得，但對近期認識的新朋友卻沒什麼印象。」說到：「她（患者）記得喔，她很厲害，她就是那個好像是幾十年前的那個教會的朋友，她一看到就說：啊！你就是誰誰誰這樣。」

　　近年來歐美著名長期追蹤研究指出：早在阿茲海默氏症患者出現症狀 20 年前，大腦極可能開始產生病變。根據學者 David Snowdon 團隊所進行的「修女研究」（The Nun Study）（Snowdon et al., 1996）與發表的專書《優雅的老年－678 位修女揭開大腦健康之鑰》（*Aging with Grace*），針對 678 位年紀 75～107 歲修女進行研究，研究修女在 20 多歲剛入會時所繳交的自傳，發現其中 93 位修女年輕時撰寫自傳內容概念密度較高，文法複雜、詞語豐富，當她們年老時，認知功能較佳，比其他沒有勤勞動腦寫作的人還要好，罹患失智症的機率也較低。由此推論，20 歲時寫作的風格，顯著預測 70 歲後是否會罹患失智症；年輕時寫作風格較簡單的修女，比起寫作風格具有複雜概念密度的修女，更有可能遭受失智之苦。

再者，該研究亦針對 68 位中重度阿茲海默氏症的修女過世後，進行大腦解剖，發現 20%的修女在世時並無失智現象，其中一位 104 歲去世的 Sister Matthia 修女，生前無任何失智症狀，過世後捐贈大腦，解剖後才發現，其大腦已呈現中度阿茲海默氏症的病理變化。因此，這個修女研究，除了佐證動腦及教育有助實質增加腦力存款，雖然腦中產生病變，但是仍然可能優雅地老化，健康且長壽，未必會出現失智症狀，這個研究也提供多動腦有助預防失智的具體證據。簡言之，預防失智行動要及早開始，年輕人多動腦，老來腦力佳，不易失智。

日前（109 年 10 月）特別邀請高雄榮民總醫院高齡醫學中心主任林育德醫師以「認識失智症」為題，向本校師生與樂齡大學的長輩們，透過青銀共學講座，介紹認知功能的退化、失智症特徵、失智症檢查－病因及嚴重度、阿茲海默氏症失智、阿滋海默氏症患者腦部的退變、易得阿茲海默氏症失智危險因子、阿茲海默氏症藥物治療、以及如何預防失智症－－趨吉、避凶；趨吉之道：三多（多動腦、多運動、多社會參與）、一高（高抗氧化食物）；遠離失智症危險因子（避凶）：預防及控制三高（高血壓、高膽固醇、高血糖）、肥胖、避免頭部外傷、戒菸、憂鬱等。

高齡社會，失智議題日受重視，但多數人仍存有老化刻版舊思維，除了透過相關講座外，藉由本章兩位患者家屬（受訪者）分享照護經驗，衷心希望能夠破除老了都會「老番癲、老頑固」舊思維，進而早期發覺、積極協助檢測與安排接受治療，並期待失智衛教能讓更多人受惠，領略到「預防失智要趁早、覺察就醫要及時」的重要性。

參考文獻

臺灣失智協會 http://www.tada2002.org.tw/

大衛・斯諾登（2012），《優雅的老年－678 位修女揭開大腦健康之鑰》。
張老師文化。

邱銘章、湯麗玉（2009），《失智症照護指南》。原水文化。

Beatty, W. A., Salmon, D. P., Bernstein, N., & Butters, N. (1988). Remote memory in
a patient with amnesia due to hypoxia. *Psychological Medicine, 17*, 657–665.

Kopelman, M. D., Wilson, B. A. & Baddeley, A. D. (1989). The Autobiographical
Memory Interview: A new assessment of autobiographical and personal
semantic memory in amnesic patients. *Journal of Clinical & Experimental
Neuropsychology, 11*(5), 724–744.

Sagar, H. J., Cohen, N. J., Corkin, S. & Growdon, J. H. (1985). Dissociations among
processes in remote memory. In D. S. Olton, E. Gamzu, & S. Corkin (Eds.)
*Memory dysfunctions: an investigation of animal and human research from
preclinical and clinical perspectives. Annuals of the New York Academy of
Sciences, 444*, 533–535.

Snowdon, D. (2002). Aging With Grace: What the Nun Study Teaches Us About
Leading Longer, Healthier, and More Meaningful Lives. Bantam.

Snowdon, D. A., Kemper, S. J., Mortimer, J. A., et al. (1996). Linguistic ability in
early life and cognitive function and Alzheimer's disease in late life: Findings
from the Nun Study. *JAMA, 275*, 528–32.

Squire, L. R., & Alvarez, P. (1995). Retrograde amnesia and memory consolidation: a
neurobiological perspective. *Current Opinion in Neurobiology, 5*(2), 169–177.

Wilson, R. S., Kaszniak, A. W., & Fox, J. H. (1981). Remote memory in senile
dementia. *Cortex, 17*, 41–48.

作者介紹

賴怡秀教授取得英國 University of Warwick 英語教學碩士（成績優異）（with Distinction），後於國立高雄師範大學英語學系博士班取得語言學博士學位。目前任職於國立高雄大學西洋語文學系，教學研究表現優異，曾獲頒校級第一屆優秀青年學者（2013）、傑出研究獎（2015）及特聘教授（2017 & 2021），並於 2014 年獲得教育部特殊優秀人才獎勵。研究興趣爲神經語言學、語音學、語音學、句法學、第二語言習得等。近年研究主軸爲阿茲海默氏症患者之語言表達與記憶相關分析。

最好的解藥是給予用心的陪伴

黃鈺芳
國立高雄大學西洋語文學系學生

「感覺家人就是家人，家人就是留在身邊互相共患難。他從小把你照顧好好的，可是你長大了以後，你單飛了，你單飛時是他正辛苦的時候。他需要人照顧時，你就應該要給他關心。」

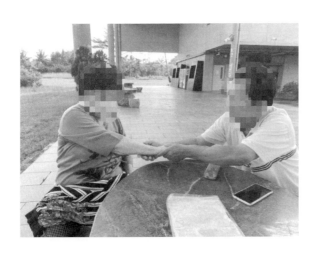

大昌以「陪伴」兩字來總結這六餘年照顧罹患失智症母親的心得。

這看似簡單的二字，卻是由說不盡的辛苦和止不住淚水交織而成……

大昌因母親先天性聾啞的關係，和母親的對話都是依賴手語來相互傳遞訊息。此外，大昌還有兩個弟弟以及一位罹患糖尿病的父親。1992 年，大昌毅然決然地辭去工作，專職照顧因糖尿病而截肢的父親，聾啞的母親也從旁分擔著大昌扛在肩上的負擔。就這樣相安了多年，直到父親的去世。然而，某天，母親走丟了，找不著

回家的路，這讓大昌驚覺到母親的不對勁，找到母親後，他立即帶她就醫。

　　原來，大昌的母親罹患了失智症。在醫生的詢問下，大昌赫然發現，其實母親幾乎每天烹煮的一樣東西且菜色毫無變化是失智症的警訊之一，而他認為這是他必須早一點注意到的事情。在接下來日子裡，大昌越來越能體會失智症帶給他母親的變化。每次母親上完廁所時，幾乎都會忘記沖水或是忘記關上水龍頭，再加上母親天生就聽不到的特點，自行發現水龍頭沒關上的機率可說是微乎其微，所以有些時候只要大昌一家人稍微沒有注意，那水龍頭的水就可能已經流了一整夜。然而，當大昌和家人糾正其母親做的事情時，她並不承認有做錯，反而還對大昌生氣。因為在她的認知裡，她是有完成的，而這個反應讓大昌一個頭兩個大。還有一次，大昌母親竟邀請了 3 位陌生人進來家裡，當大昌返家時，被此景嚇到了。還好是那些陌生人並不是圖謀不軌的壞人，否則後果不堪設想。

　　然而，有次經歷讓大昌最為印象深刻：大昌的母親因記不得自己放置項鍊的位置而遍尋不著自己珍愛的項鍊，而她卻在一家人費了千辛萬苦找回項鍊後，怪罪於幫忙找的兒子，說是他偷的，並且指責他「自導自演」偷項鍊和找項鍊的戲碼，這舉動讓大昌久久無法釋懷，因為這疾病似乎正一點一滴的挑撥母親對自己的信任以及摧毀自己對母親的辛苦付出。

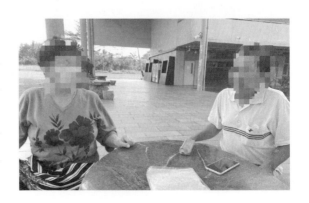

也許失智症無法侵蝕一位母親和家人們內心之間最濃厚的連結吧！
大昌母親常常會夢見逝去的丈夫、親人和朋友，醒來後跟家人們說
她昨天看見他們了，而每當大昌告訴她真相時，她總會默默拭去眼
角的淚珠。

此外，當大昌需要到醫院洗腎必須要離開母親時，母親總會一而
再，再而三地詢問照服員：「兒子去哪裡了？」當照服員說出「去
洗腎」的答案後，大昌的母親總會流下眼淚。我想這真摯的情感是
疾病無法輕易剝奪的寶物吧！

雖然大昌和母親之間的相處模式改變了，母親不再像以前一樣可以
輕鬆溝通、擔任自己的得力助手、記得與自己相處的點滴，但不管
哪種模式，他和母親之間始終存在著歡樂。

或許，大昌擁有著讓母親到療養院安置，讓家人和自己輕鬆一點的
權力，就像其他家裡擁有失智症患者親朋好友的選擇一樣，但他卻
選擇用「陪伴」來延緩失智症對親情的侵略，享受著和母親共處的
珍貴時光。

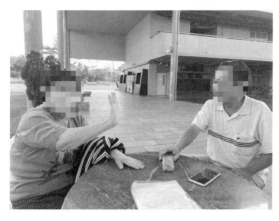

由於失智症的關係，
大昌母親的智力退化到像
小孩般淘氣；常常趁大昌
經過她身旁時，打他屁股
或是用之前丈夫教她的─
用嘴巴製造「放屁聲」來
逗大昌，讓他哭笑不得

作者介紹

　　黃鈺芳目前就讀國立高雄大學西洋語文學系。她很高興能夠在「老化大腦與專題」這門課中學習到的知識運用在失智症病患家屬的訪談中。這次的訪談讓她瞭解到照顧病患的家屬真正在日常面臨到的困難以及他們心境的轉折。

照顧失智家人不失「志」

葉婉暄

國立高雄大學西洋語文學系學生

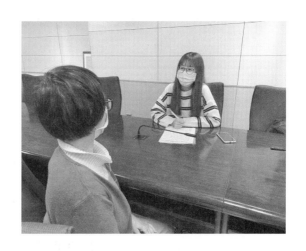

　　根據衛生福利部委託台灣失智症協會所進行的人口失智症比例調查顯示，六十五歲以上的老年人平均每 12 人即有一位失智者，而 80 歲以上則每 5 位即有 1 位失智者。然而，此種非正常老化的現象為病人及家屬的生活帶來巨大衝擊。

　　去年 9 月，身為家中排行老大的阿音（化名）為了照顧 84 歲且患有失智症的母親和身心障礙的弟弟而辭去工作，擔起了主要照顧者的重擔，而母親罹患失智症約有 1、2 年的時間。起初，阿音認為母親常忘東忘西是正常的年紀老化現象，並不會想到與失智症做連結。根據阿音的描述，么妹曾私底下帶著母親到醫院檢查確定

為失智症，後來她也漸漸發現母親的症狀每況愈下，比如說時空錯亂：阿音的大妹住在新竹，母親卻常說住在新加坡；經常和錢、健保卡玩捉迷藏，忘記東西擺放的位置；對於電視遙控的操作有困難；忘記吃過飯以及胡言亂語等現象。

夾雜在兩個家庭之間的阿音承受著巨大的壓力。有些老一輩的人認為女兒嫁出去了就別常往娘家跑，導致阿音不敢讓先生知道自己常回娘家照顧母親和弟弟，甚至想和先生傾訴一天的勞累也不敢多說，使她不禁感嘆「啞巴吃黃蓮，有苦說不出」。

十個月的相處

去年的雙十連假，阿音的母親為了幫訪客開門不慎跌倒，之後的日子行動不便，臥躺在床，吃、喝、如廁需旁人的協助。當時發現髖關骨有些微裂傷，醫生建議開刀，在阿音簽下多張同意書後，最後一張猶豫了－看著麻醉同意書上寫的開刀風險：休克、甚至死亡，阿音惴惴不安。最後，決定尊重母親的意願不開刀。

阿音照顧母親的方式為盡可能地依著她的心願，在她的晚年能夠盡到照顧的責任，不要逼迫她做不想做的事。在這 10 個月的日常，阿音常常推著坐輪椅的母親到教會、公園走走，或到失智據點上課，鼓勵她多與外界接觸，身心才會好。

因為母親和阿音都不希望自己的餘生是和一個陌生人為伍，所以她反對將母親送到療養機構，雖然專業知識無法與護理人員相比，但辛苦一點沒關係，重要的是「是否有一顆飲水思源的心」。

避免淪為「隱形的」病人

在照顧失智家人的過程中，往往照顧者會變成隱形的病人，除了學習如何正確照顧家人以外，更重要的是為自己找一個排憂解悶的出口。阿音每天搭公車到娘家打理母親與弟弟的三餐和一切的家務，直到夜深母親入睡才安心回家，回家後就是她身心完全放鬆的時候。在照顧的這 10 個月之間曾聘請了 1 位照顧服務員，讓阿音有短暫的喘息時間。照服員每天協助 2 小時，主要是幫母親洗澡，有時也會陪她聊天、看電視，阿音會利用這段時間出去採買所需的日用品或是蔬菜水果，雖然僅有短暫的 2 小時，但能暫時將注意力從病人身上移開，降低不少壓力。

現在，阿音常在閒暇之餘參與課程進而提升自我，除了養生、運動、預防失智的課程外，也會參加各式各樣的展覽活動，學習不自我設限，勇於嘗試，可說是「活到老，學到老」的最佳寫照。

給未來或正在照顧失智家人的你／妳

阿音建議與他們相處時可以用「半哄騙」的方式，也就是用比較溫柔、婉轉的語氣和他們溝通，避免和他們爭辯，在能力可及的範圍內盡量順從他們的意見。若是太過心急如焚，會讓失智者病情加速惡化，而使照顧者失去耐心與信心。

作者介绍

葉婉暄為國立高雄大學西洋語文學系學生，在參與這項計畫前，從未有正式採訪經驗的她認為「採訪」就是準備問題，受訪者回答，然後再拍攝幾個畫面，但實際情形並非如此。婉暄表示，這項計畫讓她獲益良多，累積不少有關訪談及撰稿的經驗，也很開心在訪談結束後獲得受訪者的稱讚與信任。

結　語

蔡奎如／國立高雄大學通識教育中心副教授

結語

蔡奎如
國立高雄大學通識教育中心副教授

　　本書收錄了8位長者的疾病敘事及4位教授的衛教專章。白秀華教授探討登革熱的孳生源、成因及防治之道，文中談到臺灣登革熱防治的權威－台大退休教授徐爾烈教授，以投入推動登革熱防治為終身志業，精神令人感佩。其中一段小插曲談到過去因為登革熱防治，官民總動員共同去除周遭環境髒亂的積水，而意外成就了高雄現代的市容。同時，也提及本校運動健康與休閒學系學生以楠梓附近鄰里為健康營造課程的學習場域，訪談了在地里長、登革熱防治人員，以及曾經得過登革熱的長者康復以後不遺餘力、協助推廣正確的登革熱防治觀念，化身成為社區登革熱病媒蚊孳生源清除的志工典範。

　　吳佩芳教授於其專文中探討「代謝症候群」的成因及防治之道。「代謝症候群」並非是一個疾病的名稱，而是一群容易導致心血管疾病的危險因子的總稱。文中吳教授探討非藥物治療，包括運動治療、飲食治療及改變生活型態治療，以淺顯易懂的方式使讀者瞭解如何與代謝症候群和平共處。運動貴在持之以恆、達成建議運動劑量（運動強度與運動時間）的運動可有效改變代謝。沒有代謝症候群的民眾也可以利用規律的運動習慣來維持健康，搭配飲食與維持正常規律作息，以避免三高危險因子的發生。飲食則須遵照國民健康署提供的每日飲食指南，飲食中攝取足夠均衡的營養，並與

消耗量達平衡，做爲維持健康的基礎。

劉紹東教授在其專章中探討下背痛的成因及症狀。從下背部的解剖構造開始談起，提出下背痛的原因，包括老化、生理健康狀況、心理壓力、缺乏運動、職業傷害等等。下背痛的治療可分爲藥物治療、物理治療、外科手術及運動訓練。最後文中提到下背痛的預防之道，包括避免肥胖、戒菸、維持良好姿勢、避免維持同一個姿勢太久時間、維持肌肉質量、肌力及柔軟度及良好的生活習慣。

賴怡秀教授在其專文中提到如同代謝症候群，失智症（Dementia）同樣不是單一疾病的名稱，而是許多症狀組合之總稱。除了記憶力衰退，還有語言與認知功能退化，含語言能力、判斷力、空間感、計算力、注意力、抽象思考能力等，也有可能伴隨個性、行爲的改變、甚至產生幻覺或妄想等症狀。最常見的失智症爲阿茲海默氏症失智症，其早期最明顯病徵之一爲記憶力衰退，對人物、時間、和地點的辨認出現困難。賴教授與高雄榮民總醫院長期合作研究指出：自傳式記憶損傷是阿茲海默氏症患者顯著特徵之一，且患者的長期記憶表現優於短期記憶。文中亦提到歐美研究發現阿茲海默氏症患者早在出現症狀 20 年前，大腦極可能已開始產生病變，因此呼籲大衆要持續動腦、預防失智，照護長者也要細心觀察、積極協助檢測，以助提早覺察病徵。高雄榮總高齡醫學中心主任林育德醫師呼籲預防失智要「趨吉避凶」：趨吉之道有三多（多動腦、多運動、多社會參與）、一高（高抗氧化食物）；避凶之道爲預防及控制三高（高血壓、高膽固醇、高血糖）、肥胖、避免頭部外傷、戒菸、憂鬱等不良因子。

小記者林姿穎、陳汶琳、麥紀涵分別採訪了 3 位患有慢性代謝疾病的長者。代謝症候群儼然已成爲高齡富裕社會的文明病，現代

人因為精緻飲食、缺乏運動、身心壓力、年齡增長等不利因子，代謝系統出現問題的情況極其普遍，而且其盛行率有逐年升高的趨勢。在國人十大死因中，因為代謝症候群引起的疾病就超過半數。值得注意的是，正因為是文明病，因此許多人容易在初期忽略症狀，而導致持續惡化，引發許多嚴重、甚至可能致命的併發症。面對代謝症候群等慢性疾病最重要的就是與它和平共處，除了藥物控制以外，控制飲食、維持運動習慣、改變生活型態、保持心情平和愉快，以及定期檢查代謝指數及追蹤血壓都是缺一不可的治療之道。

小記者廖彗雯採訪的是因為中風住院治療，卻意外感染肺結核的患者家屬，文中描述患者本身因為一連串禍不單行，接連病痛折磨的抑鬱寡歡，以及患者家屬在照護過程中，工作家庭蠟燭兩頭燒，分身乏術，又不忍家人病痛的挫折無力感。

小記者沈玟嫣、陳韻如採訪的是下背痛、頸椎、腰椎疼痛的長者，這些舊疾都伴隨患者多年，無法根治，並隨年齡增長、肌肉關節退化而益發嚴重。因此患者往往是四處求醫，以「神農嚐百草」的精神多方嘗試中西醫及各式民間療法，逐漸找到和自己的病痛和平共處之道。

小記者黃鈺芳、葉婉暄採訪的是失智症患者的家屬。失智症患者除了生理的不適之外，更嚴峻的挑戰是記憶力衰退、性格行為的改變，以至於照顧過程中經常會有難以預測的意外情況發生，例如走失或邀請陌生人到家中等可能危及安全的隱憂。另外，性格的改變也常造成患者與家人之間的關係緊繃，尤其患者若是自己的父母親，照護者面對著曾經是屹立不搖的靠山，而如今因為病痛的折磨，靠山傾頹，變成最熟悉的陌生人，心理的衝擊跟鬱悶自是不言

而喻。照顧失智症家人無疑是一場身心的耐力賽，因此照護者必須能適時的排解壓力、善用喘息服務，才能陪伴患者持續的走下去。

俄國文豪托爾斯泰說道：「幸福的家庭都是相似的，不幸的家庭卻各有各的不幸。」這句話若套用在這個情境下，可以理解爲：「健康的人都是相似的，有病痛的人卻各有各自不足爲外人道的苦。」本書收錄了 8 位長者或照顧者的疾病敘事，每一則敘事背後都包含與疾病奮戰的心路歷程中許多令人動容的點滴，箇中滋味絕非文字三言兩語能夠道盡。雖說生老病死爲人生之常，在所難免，每個與疾病奮鬥的人都有不足爲外人道的身心痛楚，然而，無論病痛的樣貌爲何，我們無法改變既有的事實，就要改變我們面對病痛的心境，就如同本書中訪談的患病長者或其家屬所說，改變不了它，就要學著與它和平共處，瞭解並學習疾病帶來的新課題，保持正向情緒，努力邁向幸福生活。

作者介紹

蔡奎如現職爲國立高雄大學通識教育中心副教授，專長爲英語教學、研究爲英語教學、興趣爲英語教學。原本教學對象只限於大學生，後因好友鄭月婷教授的邀約籌辦了青銀幼代間共學英語方案，因而開始思索自己在高齡少子社會中的角色定位及社會責任，目前持續探索各種可能性。

爺爺奶奶的疾病敘事

學術論文

下 背 痛

劉紹東／國立高雄大學運動健康及休閒學系副教授

陳綺昀／衛生福利部彰化醫院復健科物理治療組長

下背痛

劉紹東

國立高雄大學運動健康及休閒學系副教授

陳綺昀

衛生福利部彰化醫院復健科物理治療組長

前言

下背痛（Low Back Pain）是指背部下肋緣至下臀區域的疼痛、肌肉緊繃或僵硬（呂忠祐，2009）。根據衛生福利部健康保險署統計 2015 年全民健康保險醫療費用之資料中顯示，前 10 大疾病排名第 7 名為椎間盤突出或下背痛，健保給付總額 138.5 億元，占全國醫療費用 2.2%；在前 10 大門診就醫次數第 4 名，總就醫人數292.2 萬人。2017 年全民健康保險醫療統計，在國內因背痛疾病使用全民健保就診總人數為 2,588,303 人（男性 1,164,701 人，女性1,423,602 人），每十萬人口就診率為 11,007 人。另在勞委會勞工安全衛生所（簡稱勞研所）2012 年研究計畫中，根據勞保統計資料顯示，職業性下背痛及手臂肩頸疾病，連續五年佔勞保職業病現金給付的人次比例均超過 80%，且又以下背痛為最大比例（李禹璇等，2013）。可見下背痛影響的經濟社會成本相當顯著。

第一節　下背部之解剖構造

　　人體的脊椎由脊椎骨、椎間盤、椎關節、韌帶、血管及神經等構成（圖 1）。脊椎骨共有 32 至 34 塊，分別為頸椎 7 塊、胸椎 12 塊、腰椎 5 塊、薦椎 5 塊（成年融合成 1 塊薦骨）、尾椎 3-5 塊（成年融合成 1 塊尾骨）（Moore, et al., 2010）；而下背部則泛指背部下側之腰薦區（lumbosacral area）；而下背部之解剖構造包含：

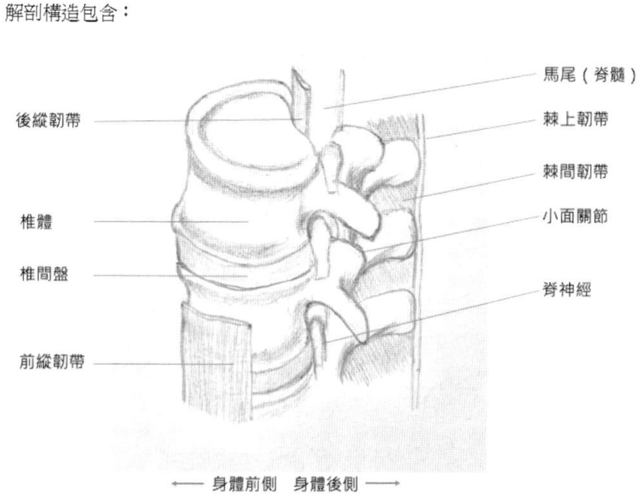

解剖構造包含：

圖 1　腰椎構造

一、骨骼

　　腰椎由 5 塊脊椎骨構成，其椎體較其它區域之脊椎為大，椎體之間有椎間盤。椎管斜後方二側為上及下椎間關節突，椎體與椎間

關節突之間為椎間孔，此為腰脊髓神經（共 5 對）的出口。而薦椎則在成年後融合成一塊呈倒三角形之薦骨，因此椎間孔已從外部不可見。而薦脊神經（共五對）之腹枝及背枝（ventral and dorsal rami）則分別由薦骨之腹側及背側薦孔（ventral and dorsal sacral foramina）發出。

二、神經

脊髓只延伸至第一或第二腰椎之高度，因此第二腰椎以下之椎管中只包含由脊髓發出之第二腰神經以下之所有脊神經所形成之馬尾構造；這些脊神經則再由其對應之椎間孔發出。

三、肌肉

依肌肉與脊椎的相關位置，與下背部穩定有關之的肌肉包括：
　　1.脊柱內層外側（或稱後腹壁）–腰方肌、腰肌及髂肌
　　2.脊柱外層之淺層–豎脊肌肌群及臀肌肌群
　　3.脊柱外層之深層–橫突棘突肌群
　　4.前腹壁及前外側腹壁–腹直肌、腹外斜、腹內斜及腹橫肌。

四、韌帶

椎體的前後分別具前縱韌帶及後縱韌帶；連接椎弓的是黃韌帶；上下棘突間是棘間韌帶及棘突上方（淺層）的棘上韌帶，這些韌帶具有保持脊椎穩定之功能。

第二節　下背痛之成因及症狀

　　導致下背痛之原因包括年齡老化、身高、肥胖、抽煙、懷孕、姿勢不良、椎間盤老化、椎間盤突出、脊神經受壓迫、生理健康狀況不佳、心理壓力過大、缺乏運動導致肌力不足、從事重體力工作者、經常需彎腰與扭轉腰部者、長時間靜態的工作姿勢者、從事搬運及長期從事推拉工作等多項因素（林大豐，1993；郭浩然，2000）。除了以上的原因外，亦有可能因非結構性損傷造成下背痛，例如：腫瘤、感染、發炎性關節炎等；或因內臟疾病引發，例如：腎結石、腎盂腎炎、胰臟炎等。而經由以上的原因可能造成以下的病變：

　　1.椎間盤受到壓迫：脊椎的運動有三向位的方向，即左右旋轉、前後彎曲與兩側側彎運動。傷害多發生於前後彎曲運動時，因脊椎體間的椎間盤所承受的壓力不一致，而使椎間盤內位於纖維環中之髓核向前或向後外側突出而壓迫到脊髓或其神經根，而形成疼痛的症狀。

　　2.脊髓神經的損傷：指由脊髓發出的脊神經受壓迫時產生疼痛的症狀，常見的原因有椎間盤脫出、骨刺或脊柱體周邊組織變性增生時，所造成對脊髓神經的刺激症狀。

　　3.過度使用造成肌肉受損：因腰部除脊柱支撐整個人體上側部位的身體運動及重量外，其他則由腹部及腰背部的肌肉來輔助支撐及進行運動的功能。因此當肌肉過度使用時，會造成乳酸堆積，乳酸代謝不及或肌肉損傷時，即會引發肌肉疼痛。

　　4.內臟病變造成的神經的轉移痛：因內臟病變所造成的內臟轉移性疼痛，例如腎結石、腫瘤或子宮後傾壓迫腰脊神經等。

　　下背痛症狀分為局部下背痛及因坐骨神經壓迫而造成之合併下背部及腿部之疼痛；嚴重時疼痛感甚至會放射至足部。而依據下背痛所持續之時間可將其分為急性下背痛（acute low back pain，指疼痛持續期間為 1 至 7 天），亞急性下背痛（sub-acute low back pain，其疼痛持續期間為 1 至 7 週），及慢性下背痛（chronic low back pain，指疼痛持續期間超過 7 週以上）等三種（Campello et al., 1996；陳泰良，2009）。

第三節　下背痛之處理及改善

　　下背痛的治療大致可分為藥物治療、增生治療、物理治療、外科手術及運動（核心）訓練等（Chou et al.,2007）。

一、藥物治療：

　　依藥物給予方式，可分為：

　　1.外用藥物：常見有貼布、藥膏、噴劑等。

　　2.口服：常見有錠劑、膠囊、粉劑等。

　　3.針劑：常見有肌肉注射、靜脈注射、局部注射、硬膜外注射等。

　　若再依藥物種類，可分為以下幾類藥物（謝宜倫，2013）：

　　1.外用藥物：常見有貼布、藥膏、非類固醇抗發炎藥物（NSAIDs），一般而言皆能對下背痛的疼痛產生有效的控制（Chou et al., 2007）；但若病人有消化性潰瘍或其潛在的危險，則

可以 cox-2 類藥物來取代傳統的非類固醇抗發炎藥物以降低胃出血的可能性。

　　2.鴉片類（opioids）藥物：主要針對急性下背痛或是有坐骨神經痛的病人，則可能需要使用口服 Opioids 來快速控制疼痛；但此類藥物一般較適用於二、三線用藥，且避免長期使用。

　　3.類固醇藥物（steroids）：有良好的消炎止痛效果。但長期服用可能造成後遺症。藥物的調整需由醫師依照病人的狀況來做決定，切勿自行使用此類藥物或自行停藥。

　　4.肌肉鬆弛劑（muscle relaxant）：低劑量的肌肉鬆弛劑，可以鬆弛運動所導致的肌肉扭傷或拉傷，使肌肉充分地休息與康復。

　　綜合上述藥物對慢性下背痛患者的運用，以非類固醇消炎劑在病人疼痛的改善上具有較好的成效，而其他類藥物則仍具一定程度之爭議性（陳泰良，2009）。

二、增生治療

　　增生治療是將增生劑注射到肌腱、韌帶等受傷組織，以促進其加速癒合、減輕疼痛的一種方法。在治療下背痛時，醫師會將增生劑注射到肌肉、韌帶或小面關節上。至於注射的增生劑較常見的有以下兩種：

　　1.葡萄糖：將高濃度葡萄糖注射至受傷的組織。利用高濃度葡萄糖所產生之高滲透壓造成細胞脫水而導致局部受損，繼而吸引顆粒性白血球細胞（granulocyte）及巨噬細胞（macrophage）修補以促進癒合（Hauser et.al., 2016）。

　　2.自體血小板（Platelet-Rich Plasma(PRP)）：是利用分離後之自體含有血小板的血漿注射至受傷組織。因血小板除了可以止血，

亦富含生長因子，直接注射至受傷組織時，則可以促進組織癒合。

因人體的組織受傷後會經過發炎期（inflammatory phase）、增殖期（proliferative phase）及重塑期（maturation phase）階段。慢性疼痛的原因即受傷組織無法完成這三個階段而造成疼痛及耗損。增生治療即是促使收傷組織重新啟動這個過程，以達到促進組織重塑、減輕疼痛及組織癒合的目的。

三、物理治療

包括冷熱療、徒手治療、儀器治療、及治療性運動治療、穿著背架、人因工程改善等方法。

1.冷療：下背痛在急性期以冰敷為主，適用於急性疼痛的一、二天內。冷療具止痛、消腫及減少出血的作用，並可降低發炎反應之療效。

2.熱療：因適當溫度的增加對人體有鎮定跟止痛作用，因此熱療可達到增加局部血液循環、促進廢物代謝、加速乳酸代謝及放鬆組織的目的。熱療可分為淺層熱療及深層熱療兩大部分，淺層熱療如使用熱敷包、水療及石蠟療；而深層熱療如短波、超音波及微波等。

3.牽引：腰椎牽引一般用於椎間盤突出的病人。腰椎牽引除了可以放鬆腰椎肌肉之外，亦可以將椎體和椎體之間的距離拉開，減少椎間盤的壓力，進而改善神經根因壓迫而造成之症狀。一般而言，腰椎牽引的拉力由體重的 1/4 開始，若沒有不舒服的症狀，兩次之後可以再增加 1 公斤，最多的牽引力是體重的一半。治療時間為每次 15~20 分鐘。

4.貼紮：利用貼布的特性（彈性或非彈性）對表淺的組織提供

阻力或助力，除了可以移除局部的物理性壓力（mechanical stress，如直接的壓力、剪力等），亦可改善局部的動作模式，使動作更正確，或因貼布貼紮的存在而提醒病人保持良好的姿勢。

5.徒手治療：是需要治療師徒手操作的技術。包含牽拉運動、關節鬆動術（joint mobilization）、組織按摩、淋巴引流等。同時，按摩有助釋放或降低身心壓力及舒緩緊繃的肌肉，因此也是一般民眾所採取用於消除腰酸背痛的重要方法之一。

6.電療：常用的有經皮神經電刺激（transcutaneous electrical stimulation, TENS）及干擾波（interferential current, IFC）。經皮神經電刺激是根據神經門閥理論（gate control theory），利用由儀器產生的中頻電流來刺激神經以抑制疼痛神經傳導以達到止痛的效果；並可改善肌肉的血液循環，促進肌肉收縮、延緩肌肉萎縮、促進靜脈血液和淋巴流出骨骼肌，以達到止痛及鬆弛痙攣性肌肉等功效。經皮神經電刺激器之中頻電流較坊間所售之低頻電流按摩器更有穿透性，可以刺激到較深層的組織，因而必須由合格之物理治療師操作執行。而干擾波則是利用兩組電流的互相交叉干擾來達到治療的效果。所以干擾波不會直接放在痛點上。

7.短波：爲一種電磁波，屬於一種深層熱療，可以達到對皮下3~5公分處之組織加熱的效果，因而緩解深層組織的緊繃及增加局部血液循環。但需注意的是：如有內固定或金屬植入物則禁止使用，或若身體表面潮溼的話則需擦乾後才可進行治療。因皮下深層並無熱感受器，故做短波治療時有微溫的感覺即可，不可過熱導致深層組織燙傷。

8.低能量雷射治療：爲一種能量治療，輸出的能量低於 0.5瓦。常見爲鎵鉮雷射或氦氖雷射。雷射可以增加組織修復的速度

及止痛。

9.高能量雷射治療：亦為一種能量治療，但輸出的能量高於0.5瓦。有止痛、抗發炎、增加修復及放鬆肌肉的效果。因能量較高，治療深度較低能雷射深，故會產生熱的效應。

10.銀椎點低週波治療儀：以一組或數組銀椎電極貼在皮膚上的激痛點或中醫的穴位上，通電後利用儀器所產生的高密度電流透過皮下組織深部，使產生類似針灸的酸、漲、麻以達到無痛針灸之效果。

11.治療性運動治療（therapeutic exercise）是由物理治療師評估後，設計一套系統性及計畫性的肢體動作或活動，來避免失能（disability），避免症狀惡化及恢復原有的功能。運動治療包括：動作再教育、肌力訓練、平衡訓練、本體感覺訓練、關節活動度訓練、耐力訓練、姿勢矯正、在家運動或注意事項衛教、生活形態建議等。

12.背架：背架可以支撐及保護脊椎，有研究顯示（Morrisette et al., 2014）病人穿著背架並配合運動治療可以有效的減輕疼痛。背架亦可以在脊椎術後使用以促進恢復並穩定脊椎。背架使用的時間長短及種類，尤其是術後，需與醫師或治療師討論以找到最適合自己的背架。

四、外科手術治療

下背痛的病人若是以上介紹保守治療無效或是不手術有持續惡化的風險，醫師會建議手術治療。脊椎手術包含了神經的減壓與（或）脊椎的固定，有的手術可以用顯微／微創手術處理。如何選擇適合的手術需由醫師評估判斷並與病人詳細討論。

　　1.脊椎減壓：是指把壓迫到神經的組織移除如椎間盤、椎板、增生的骨刺或是腫大的韌帶等，使神經不再受到壓迫，以減少酸、麻、痛、甚至是肌肉萎縮的症狀。

　　2.脊椎固定：是將不穩定的脊椎利用外科手術固定。因在減壓手術後一些組織被移除後會使脊椎不穩定性增加，或是脊椎本身有滑脫狀況，因此需要將脊椎的椎體固定，以增加脊椎的穩定度，及避免進一步受傷。

　　不論何種手術，術後的照護及復健非常重要。除了整個醫療團隊的專業服務，病人自己的配合也是加速恢復的重要因素。

五、運動訓練（或稱核心訓練）

　　慢性下背痛患者主要以減輕疼痛、減少椎間盤的壓力、增加腰椎與身體軀幹肌群的支撐力量爲主。運動訓練運用在慢性下背痛患者的研究中發現，對核心肌群之訓練可加強及有效改善下背疼痛的問題。且運動訓練的形式必須以強化肌力、柔軟度及規律地從事有效的有氧訓練等爲重點。核心肌群是指軀幹、腰部、腹部、髖部的肌群，可分爲淺層及深層（王秀華，1999；蔡玉敏，2015）：

　　1.淺層肌群，即外核心肌群（廣義的核心）：由腹肌、背肌、臀肌等具爆發力肌群所組成，主要幫助身體動作的完成，例如跑步、丟擲等動作；而馬甲線及人魚線即是由腹部肌群之輪廓所露出的線條。

　　2.深層肌群，即內核心肌群（狹義的核心）：由腹部最深層的腹橫肌、掌管呼吸的橫膈、脊椎旁的多裂肌、骨盆底肌組成，能穩定軀幹、保護脊椎、傳遞力量及增加平衡感。

　　運動不但可以減緩年長者骨質流失，維持骨質密度，亦可以增

進平衡及協調能力、維持良好的關節活動度及增加肌力與肌耐力；同時還可提升自我感知（self-awareness）能力。運動訓練包括了肌力訓練（尤其是核心肌群的肌力及穩定度訓練）、平衡訓練、本體感覺（proprioception）訓練。在訓練過程中，亦可增加心肺耐力，及減少心血管疾病發生率。

　　一般的健身訓練方式並不容易強化到深層核心肌群，但此肌群對軀幹的穩定性非常重要。若軀幹無法穩定，則可能有協調性、姿勢性或肌肉痠痛等代償的問題發生。雖然代償是人體的一種生存保護機制，即當有部分肌肉無法正常運作時，會藉由其他的肌肉收縮進行暫時性的幫助。但在錯誤運動持續維持下，會讓代償作用不斷介入，輕則造成肌肉痠痛，重則可能導致肌肉損傷。為避免代償作用重複出現，因此鍛鍊核心肌群對軀幹的穩定性是非常重要的。目前市面上有以下較常見的運動訓練系統可達到對核心肌群之訓練：

（一）TRX 懸吊系統訓練：

　　TRX 懸吊系統全名為 "Total Body Resistance Exercise"，最早源自於美軍海豹突襲隊（U.S. Navy SEAL）之訓練概念。即在缺乏資源的戰場環境中，利用修船工具將降落傘帶與握把縫製成最初的原型訓練繩，在經過 Fitness Anywhere 創辦人 Randy Hetrick 所設計改良與研發後成為現今的 TRX。TRX 懸吊系統訓練繩體積輕巧並可隨身攜帶，只需要一個懸吊點（如單槓、柱子或門檔等）就能隨時隨地進行健身及訓練（柯莉蓁，2015；游晴惠，2017）。

　　TRX 懸吊系統訓練是利用身體重量做為阻力，可自行調整傾斜角度或站姿來控制合適的強度，適用於有基礎肌肉控制力以上的使用者。它可讓身體矢狀面、額狀面及水平面同時參與運用，並藉由一個固定錨點以單手、雙手、單腳或雙腳懸掛，相對的身體端與

地面接觸，利用自身體重運用力臂與地面垂直角之物理特性作為調整訓練強度的依據。用 TRX 懸吊系統訓練做單一部位肌肉訓練時會連動人體核心表層肌群及核心穩定肌群，增加關節穩定性、強化韌帶。其獨特的懸吊原理能增加全身肌群的平衡、協調與穩定，對於強化肌力、核心肌群、燃燒脂肪、雕塑曲線有極佳的效果。

許多對懸吊訓練的研究中指出，懸吊運動能增進核心肌群力量、增強體適能。而運動員也因核心肌群強壯，有效地固定脊柱，加強軀幹與四肢的連結，進而提升運動表現（楊建志，2010）。

（二）Redcord 不穩定懸吊系統訓練：

Redcord 不穩定懸吊系統源自於北歐挪威物理治療師群經改良舊式的懸吊訓練器材及方法而創立。最早是為了解決下背痛所研發出之一套多用途懸吊治療系統（TerapiMaster System）。這個系統由兩組帆船用的繩索架構而成，並有其他附加配備可串接而上，以增加該系統在臨床運用上的變化性及困難度，透過臨床與研究的實證下，研發出一套適合治療、訓練、增強運動表現的全方位訓練及治療系統，並在歐美先進國家包含英國、美國、德國、瑞典、丹麥、義大利等都有 Redcord 不穩定懸吊系統發展的足跡（張曉昀，2011；郭仕政，2018）。

Redcord 不穩定懸吊系統訓練可用來改善患者關節活動角度（range of motion），達到肌肉伸展及放鬆、肌力訓練、神經肌肉控制訓練（neuromuscular control training）及協助治療師執行關節鬆動（mobilization）的目的；並透過神經肌肉活化（neuromuscular activation）的方法達到治療與訓練的效果，並可針對身體各部位設計出不同運動強度及困難度之訓練模式（鄭世忠，2012；張曉昀，2011）。為了提升神經肌肉控制的能力，會應用到閉鎖鏈式

（closed kinetic chain）訓練、不穩定平面、多面向運動的原理，在治療與訓練的過程中，在無痛的狀態下，精細的微調動作難度。因身體在長期傷痛或姿勢不良下，會造成許多代償動作，大腦與身體在長時間的錯誤使用下，很難進行矯正。而訓練在評估中有獨特的懸吊測試，可以分級評估身體在各平面（矢狀、冠狀、水平面）、各肌群（核心、周邊）中的能力，進而找出在筋膜鍊中較弱連結的部分，針對此弱連結執行治療與訓練，將可快速解除身體代償問題。

核心肌群是產生力量的源頭，它貫通了身體上肢與下肢的動作。有強壯的核心肌群，才可連貫由軀幹至四肢之動作。而 Redcord 不穩定懸吊系統可以有效訓練身體核心穩定，並在不穩定的繩索上，可以挑戰身體的控制與平衡能力。在動作練習中，我們可以同時活化多組肌肉，增進肌力、肌耐力、平衡感、協調性以及核心控制，更可針對核心肌群設計一套完整的腰椎穩定性運動，並依個人需要及能力設計不同階段的運動訓練方式。因此 Redcord 不穩定懸吊系統的訓練方式是近年來極為熱門的運動訓練工具（侯鐘堡，2019；鄭世忠，2012）。

（三）皮拉提斯運動

皮拉提斯運動（Pilates）是 20 世紀初由德國人 Joseph Pilates 所發展。這個運動針對身體的核心肌群做訓練。可使用專用的器材訓練或是直接墊上訓練。Pilates 強調脊椎應該位於「正中」的位置（neutral spine），即脊椎的三個弧度—頸椎、胸椎、腰椎的弧度需在正確的擺位／排列（alignment）上。另外，也強調骨盆位置亦在正中位置上。骨盆的正中位置可以用三個點來看：兩側的前上髂棘（anterior superior iliac spine, ASIS）與恥骨聯合（pubic symphysis）。這三個點連成的倒三角型，從正面看（冠狀面），兩側 ASIS 應等高；從側面看（矢狀面），三點應該落於同一條垂直地面的線上；由上往下看（橫切面），兩個 ASIS 不應該一前一後（Isacowitz, 2006）。

　　除此之外，Pilates 並提出了六個運動訓練的原則：核心、呼吸、流暢、控制、精準、專注。核心是指肋骨下方到恥骨上方的區域，被 Pilates 稱為 power house，是全身動作的能量來源。Pilates 的每一個動作都要配合特定的呼吸方式，做動作時配合呼吸可以更增加動作的效率。流暢是指在做動作時要配合流暢的呼吸完成整組動作。控制是指在做動作時所有的身體部位都要有良好的控制。精準在做動作時，身體各部分在空間中的位置都要精準正確，才能達到最大的訓練目標。而專注是指在做動作時強調用意念來控制身體各部位，所以在動作時要保持專注，才能正確的做動作。

（四）瑜珈

　　一般人認為瑜珈是以拉筋伸展為主。但是目前瑜珈已經發展到有各種派別及各種訓練目標。常見的有哈達瑜珈、流動瑜珈、陰瑜珈等。使用器材的如使用瑜珈輪的瑜珈、展棍瑜珈、空中瑜珈等。瑜珈訓練的體式或是訓練方式，都可以訓練到核心肌群。在選擇這些課程之前可以詢問清楚，以了解是否適合自己。

第四節　下背痛之預防

　　預防下背痛，即避免造成背痛的成因，大略可以分為以下幾點：

一、避免肥胖

雖然沒有確切的文獻指出肥胖會直接造成下背痛，但是肥胖和下背痛之間仍存在特定之相關性（Shiri et al., 2010, Zhang et al., 2018）。肥胖的人，椎間盤會承受比較多的壓力，而造成椎間盤退化速度加快，及造成椎間盤相關的下背痛症狀。另外，腹部肥胖的人，更容易會有慢性下背痛及椎間盤的問題。因為肥胖者腰椎前方的重量比較重，會將腰椎拉到過度後彎（lordosis）的姿勢，亦即會增加腰椎後彎的角度，進而造成腰椎的負荷過重，增加退化的速度而造成下背痛。故維持正常的體重可以減少下背痛的發生率。

二、戒煙

已有文獻指出（Iizuka et al., 2017），年長者的慢性非特異性下背痛與抽煙有關。抽煙會影響微血管的通透性，進而影響椎間盤的營養供給而讓椎間盤的退化速度增加。抽煙也會減慢受傷後的癒合速度而造成慢性下背痛。

三、維持良好的姿勢

維持良好的姿勢是目前被認為可以預防下背痛的重要方法之一。良好的姿勢可使身體的構造及肌肉等受到最小的壓力，而且可以在活動或工作時產生最大的效率，亦即可以提供最大的活動（mobility）及最好的功能（function）（Kendall et al., 1993）。

（一）良好的站姿

想像有一鉛垂線垂直於地面。理想的站姿，從前面看的時候，這條鉛垂線應該由上而下通過鼻樑、下巴中間、胸骨中間、肚臍、

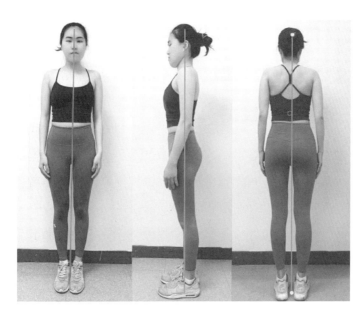

圖2　良好站姿之正面、側面及背面觀

恥骨（聯合）、兩膝中間、兩內踝中間。如由背面看，此鉛垂線應通過枕骨粗隆（外枕隆突）、脊椎的棘突、左右臀部的中間、兩膝中間、及兩腳中間。如由側面看，此鉛垂線應該通過肩關節的中間、髖關節的中間、膝蓋骨（髕骨）的後緣、最後延伸至外踝的前方（圖2）。

　　另一個檢測是否有良好姿勢的方法是檢查骨盆。在良好的姿勢之下，骨盆應該維持在「正中姿勢（neutral position）」。骨盆的兩側前上髂棘（ASIS）與恥骨聯合（pubic symphysis）所形

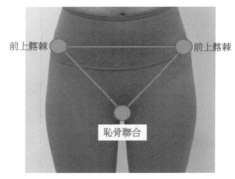

圖3　檢查骨盆「正中姿勢」之三點

成的倒三角形（圖 3），從側面看應該只能看到一個垂直於地面的直線，沒有前傾及後傾（anterior and posterior tilt）；從正面看，此三角形應該沒有左右傾斜（tilt to left and right），從頭頂往下看或從腳底往上看，此三角形應該沒有往左或往右旋轉（rotate to right or left）。

（二）良好的坐姿

良好的坐姿需要有適當的椅子來維持。坐姿時與站姿時一樣，需要儘量將脊椎擺位在良好的位置上。坐的時候因為髖關節屈曲的關係，骨盆會比較後傾，會減少腰椎後彎（lordosis）的角度。這時椎間盤會被往後推擠而後方的組織會被拉扯。髖關節屈曲的角度愈大（亦即坐著的時候膝蓋抬得愈高，椎間盤往後擠壓的力量就愈大，後方組織被拉扯的力量也愈大，時間久了就容易造成損傷。

所以坐姿時髖關節彎曲的角度很重要。有研究指出，髖關節在彎曲大約 45 度時是對腰椎比較舒服的姿勢。但是一般家中的坐椅這樣的設計並不常見。合適的椅子應該可以讓你的臀部靠到椅背，然後大腿下方有良好的支撐，在臀部靠到椅背時膝蓋後方也沒有壓力，雙腳可以輕鬆的放在地上。在腰椎的部分應有好的支撐，讓腰椎可以維持原本後彎的曲度。

（三）良好的躺姿

平躺時，床墊的軟硬度應可以維持脊椎的正常曲度；側躺時，脊椎儘量可以維持一直線平行於地面。故床墊不可以太軟，枕頭不可太高，一般建議 10 公分上下即可。

（四）良好的工作及活動時的人因工程（Ergonomics）

如果人因工程設計不良，工作或日常活動常會有過度使用或不當使用的情況發生進而造成下背痛。在工作上常見的人因工程不良

包括了做動作時需要特別用力、需要重覆多次單一的動作、工作台高度不適當需要常彎腰或扭轉、桌子、電腦螢幕高度不適當造成姿勢不良、東西放得太遠需要常常把手伸很長去取物、長時間維持同一姿勢沒有休息時間等。這些都可能是下背痛形成的原因。而在生活上，做家事時是否常彎腰、買菜或揹東西時是不是都單側身體受力等等，都是需要注意及避免的重點。

（五）避免維持同一個姿勢太久時間

再好的姿勢，如果維持太久的時間，對身體也是一種傷害。因為長時間維持同一姿勢會造成組織及肌肉疲勞（fatigue），造成廢物累積、血液循環不良而造成痠痛。適時的變換姿勢是很重要的。

四、維持應有的肌肉質量、肌力及柔軟度

年長者有一部分的人會有肌少症（sarcopenia）的發生，即因年齡增加而肌肉質量減少，進而影響肌力及生理表現（physical performance）。年長者可能會因為肌肉力量不足而無法維持良好的姿勢，或是因肌力不足在做動作時無法做到正確的動作而造成受傷。有研究顯示（Sakai et al., 2017），患有慢性下背痛的年長者骨骼肌的質量明顯較沒有慢性下背痛的同年紀的人較低，所以維持適當的肌肉質量應可以減少下背痛的發生機率。

年長者因膠原蛋白流失，肌肉韌帶較年輕時無彈性，關節活動度有可能會較之前不足，柔軟度會較差，因此在動作時較容易受傷。除此之外，有研究顯示，腿後腱肌群（hamstrings muscle，即大腿後側肌肉）較緊，與下背痛的嚴重性亦有較高度的相關（Randan et al., 2015）。大腿後側肌群較緊，也會增加骨盆前傾的角度，造成骨盆偏移前述的正中姿勢而增加脊椎的壓力。故適度增

加自身的柔軟度可減少下背痛的發生機率。

五、良好的生活習慣

早睡早起、營養均衡,固定及適度的運動量,保持正向的態度及良好的心情亦均有避免下背痛發生之機率。

結論

下背痛是現代人常見的問題之一。而對年長者來說,下背痛更是影響日常生活的重要因素。希望籍由此篇文章,可以讓年長者更加認識下背痛的成因及預防方式,進而應用在日常生活中,減少下背痛的發生率,增進年長者的生活品質。

參考文獻

一、中文

王秀華（1999）。運動與下背痛，**中華體育季刊，13**（2），101–107。

呂忠祐、劉智仰、陳鵬升（2009）。急性下背痛的診斷與治療。**家庭醫學與基層醫療，24**（4），120–125。

李禹璇、翁瑞萱、徐雅媛、王子娟（2013）。勞工工作環境與自覺肌肉骨骼不適之相關研究。**勞工安全衛生研究季刊，21**（4），432–441。

林大豐、方進隆（1993）。下背痛的形成與預防方法並談運動療法，**中華體育季刊，4**（3），65–75。

侯鐘堡（2019）。Redcord 運動治療與介紹指南。取自：https://drbao.org/redcord-intro/

柯莉蓁、林季嬋、李曉萍（2015）。TRX 全身阻力訓練對運動表現之探討，**嘉大體育健康休閒期刊，15**（3），77–87。

張曉昀、何賢貞、林志峰、林政毅（2011）。六週懸吊系統運動訓練對慢性下背痛患者之療效，**中山醫學雜誌，22**（1），43–51。

郭仕政（2018）。**Redcord 和 TRX 有什麼不同？你知道嗎？（by 郭仕政物理治療師）**。取自：https://blog.easepain.tw/kuo-shih-cheng/redcord-vs-trx/

郭仕政（2018）。**你沉睡的內核心肌群就交給 Redcord 來喚醒吧！（適合腰酸背痛者）（by 郭仕政物理治療師）**。取自：https://blog.easepain.tw/kuo-shih-cheng/introducing-redcord/

郭浩然（2000）。職業性下背痛，**中華公共衛生雜誌，19**（5），332–339。

陳泰良、杜俊良、郭信聰（2009）。下背痛形成機轉與運動處方探討，**運動**

健康與休閒學刊，14，1–10。

游晴惠、許正心、宋映呈、高敏雄、沈志堅（2017）。懸吊訓練（TRX）對國中柔道選手專項運動表現之研究，**運動教練科學**，47，15–25。

楊建志、高明峰（2010）。懸吊運動介紹，**體育學系（所）刊**，10，53–64。

蔡玉敏、吳柏翰（2015）。軍機飛行員下背痛的肌肉適能運動處方，**中華體育季刊**，29（1），43–50。

鄭世忠、陳佳琳、林琬鈞、張曉昀（2012）。不穩定懸吊運動訓練對患有椎弓解離的跳遠選手之效果：病例報告，**台灣復健醫學雜誌**，40（4），231–238。

謝宜倫、林樹旺（2013）。下背痛預防與療法之探討，**嘉大體育健康休閒期刊**，12（2），208–215。

二、英文

Moore, K. L., Dalley A. F. & Agur, A. M. R. (2010). Moore Clinically Oriented Anatomy, 7th Ed. Philadelphia: Lippincott Williams & Wilkins.

Campello, M., Nordin, M., & Weiser, S. (1996). Physical exercise and low back pain. *Scand J Med Sci Sports*, *6*(2), 63–72.

Chou, R., Qaseem, A., Snow, V., Casey, D., Cross, J. T., Jr., Shekelle, P., & Owens, D. K. (2007). Diagnosis and treatment of low back pain: A joint clinical practice guideline from the American College of Physicians and the American Pain Society. *Ann Intern Med, 147*(7), 478–491.

Hauser, R. A., Lackner, J. B., Steilen–Matias, D., & Harris, D. K. (2016). A Systematic Review of Dextrose Phototherapy for Chronic Musculoskeletal Pain. *Clinical medicine insights. Arthritis and musculoskeletal disorders, 9*, 139–159. https://doi.org/10.4137/CMAMD.S39160

Morrisette, D. C., Cholewicki, J., Patenge, W. F., Logan, S., Seif, G., & McGowan, S. (2014). A randomized clinical trial comparing extensible and inextensible lumbosacral orthoses and standard care alone in the management of lower back pain. *Spine, 39*(21), 1733.

Isacowitz, R. (2006). *Pilates.* Human Kinetics.

Shiri, R., Karppinen, J., Leino–Arjas, P., Solovieva, S., & Viikari–Juntura, E. (2010). The association between obesity and low back pain: a meta–analysis. American *Journal of Epidemiology, 171*(2), 135–154.

Zhang, T. T., Liu, Z., Liu, Y. L., Zhao, J. J., Liu, D. W., & Tian, Q. B. (2018). Obesity as a risk factor for low back pain: A meta–analysis. *Clinical spine surgery, 31*(1), 22–27.

Iizuka, Y., Iizuka, H., Mieda, T., Tsunoda, D., Sasaki, T., Tajika, T., Yamamoto, A., & Takagishi, K. (2017). Prevalence of Chronic Nonspecific Low Back Pain and Its Associated Factors among Middle–Aged and Elderly People: An Analysis Based on Data from a Musculoskeletal Examination in Japan. *Asian Spine Journal, 11*(6), 989–997. https://doi.org/10.4184/asj.2017.11.6.989

Kendall, F. P, McCreary, E. K, & Provance, P. G. (1993). Muscle Testing and Function 3rd. Willaims and Wilkins Baltimore.

Sakai, Y., Matsui, H., Ito, S., Hida, T., Ito, K., Koshimizu, H., & Harada, A. (2017). Sarcopenia in elderly patients with chronic low back pain. *Osteoporosis and sarcopenia, 3*(4), 195–200. https://doi.org/10.1016/j.afos.2017.09.001

Radwan, A., Bigney, K. A., Buonomo, H. N., Jarmak, M. W., Moats, S. M., Ross, J. K., & Tomko, M. A. (2015). Evaluation of intra–subject difference in hamstring flexibility in patients with low back pain: An exploratory study. *Journal of back and musculoskeletal rehabilitation, 28*(1), 61–66.

作者介紹

劉紹東　現任　國立高雄大學　運動健康及休閒學系副教授
　　　　曾任　私立高雄醫學大學　醫學系　解剖學科主任
陳綺昀　現任　衛生福利部彰化醫院　復健科　物理治療組長
　　　　曾任　台北長庚醫院復健科　物理治療師
　　　　　　　國立陽明大學　物理治療學系助教